医疗观光汉语

완전정복

의료관광 중국어 상

김명자 · 이상주

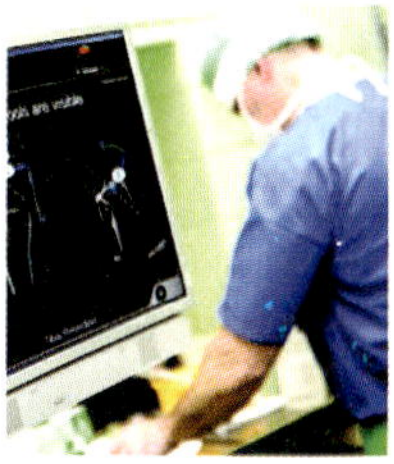
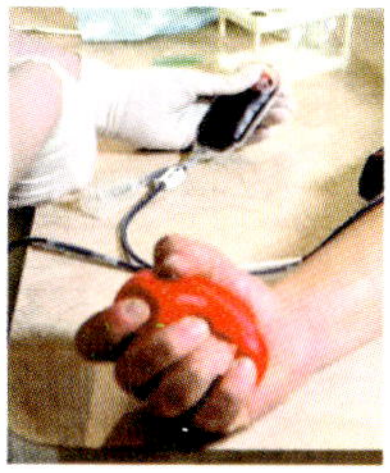
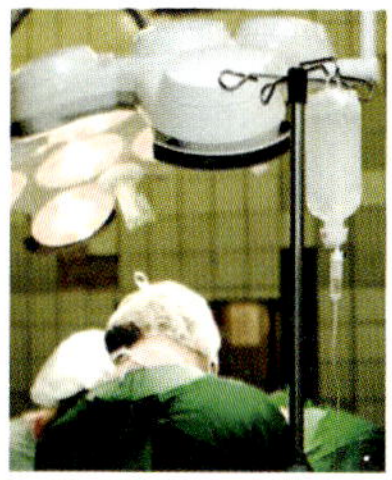

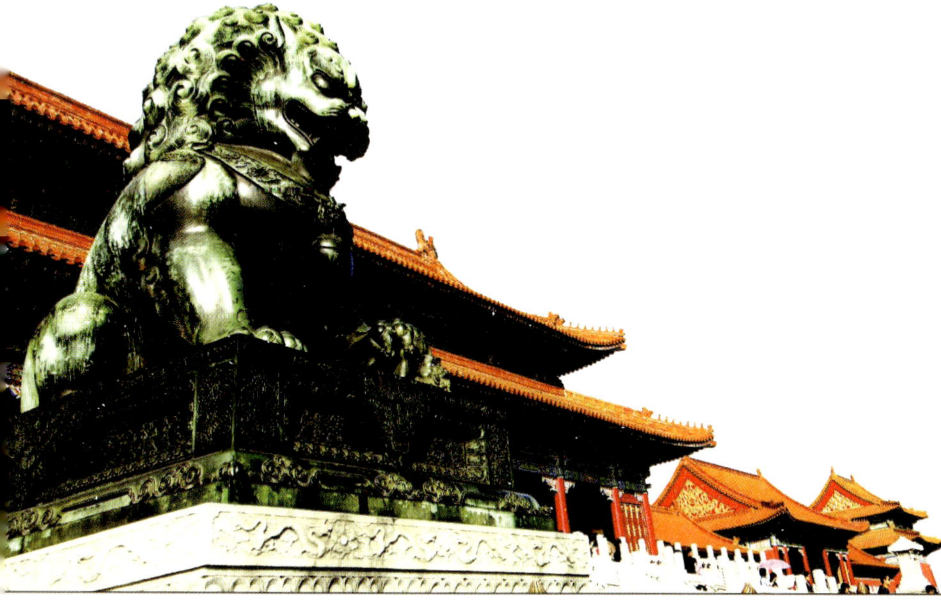

백산출판사

머리말

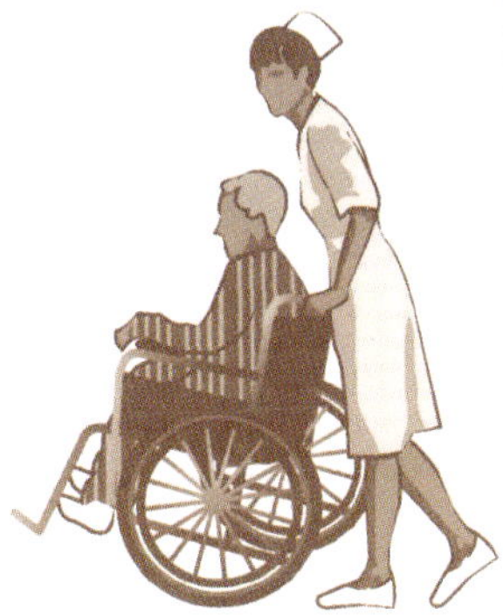

지금까지는 외국에 갔을 때 불편하지 않기 위해 외국어를 배웠다면, 최근에는 한국을 찾는 외국인이 많아지면서 이들과의 소통을 위한 외국어가 점점 더 필요해지고 있다.

최근 한국 의료기술의 발달로 진료 또는 건강관리를 위해 한국 병원을 찾는 외국인들이 점차 늘고 있다. 보건복지부 발표에 따르면 2013년 총 211,218명의 방한 외국인 중에서 중국인이 56.075명(26.5%)으로 가장 많았다. 이들은 대부분 성형외과, 내과, 피부과를 방문하여 진료를 받거나 건강검진을 받은 사람들로, 관광객 4명 중 1명은 병원을 방문하는 것으로 나타났다. 의료분야는 관광과는 달리 의사소통이 매우 중요한 부분이며, 현장에서의 의사소통이 원활하지 않으면 의료사고로 이어질 수 있으므로 병원에서 바로 활용할 수 있는 중국어 교육 및 그에 따른 회화교재가 절실히 필요하다.

따라서 중국인들이 한국을 방문하여 진료를 받는 동안 그들과의 직접적인 대화를 통해 그들의 불편함을 조금이라도 줄여주고 정확한 의사소통을 할 수 있기를 바라는 마음에서 이 책을 준비하게 되었다.

이 책은 크게 "기초입문편", "의료기초편", "의료실전 활용편" 등으로 구성하였다.

"기초입문편"에서는 중국어 공부의 초석이 되는 중국어 발음체계, 중국어의 개념, 중국어의 특징 등을 설명하였으며, "의료기초편"에서는 인체 해부학적 구조에 대한 중국어 명칭과 병원 진료과목의 명칭을 총망라하여 중국어, 영어, 한국어의 3개 언어로 함께 엮어 놓았다. "의료실전 활용편"에서는 환자들이 병원을 방문했을 때 발생할 수 있는 상황을 중심으로 각 단원마다 본문, 단어, 문법 및 주요 표현, 연습문제의 순으로 구성하였다. 본문은 임상에서 경험한 다양한 상황을 직접 기록하고 필요한 내용을 현장에서 체험한 후 시나리오로 작성한 내용으로, 환자와 간호사, 혹은 환자와 의사가 대화하는 형식으로 엮었다. 문법 및 주요 표현에서는 다양한 예문을 통해 본문의 핵심 문법 포인트를 확실히 이해하고 정확한 표현을 익힐 수 있도록 하였다. 연습문제는 본문에서 구사된 표현을 학습하고 활용하는 데 주안점을 두었으며, 또한 중국어능력시험인 CPT, 신HSK 준비에 도움이 될 수 있도록 시험유형에 맞추어 연습문제를 출제하였다.

이 책이 병원 내에서의 중국인 진료 관련 업무 및 중국어를 공부하는 많은 분들에게 도움이 되기 바라며, 중국인들이 한국에서 원하는 진료를 잘 받고 한국에 대한 좋은 이미지를 남기는 데 일조하기를 바란다. 이 책이 출간될 수 있도록 도와주신 출판사 관계자 여러분께 깊은 감사를 드린다.

2015년
황령관에서 저자

차례

SECTION 1 기초입문편

SECTION 2 의료기초편

SECTION 3 의료실전 활용편

부록

SECTION 1

기초입문편

1 중국어의 기본 상식

(1) '중국어'와 '한어漢語'

중국어는 전 세계에서 가장 많은 인구가 사용하는 언어이다. 중국 대륙과 대만, 홍콩, 마카오 이외에 싱가포르, 말레이시아 등의 국가에서도 상당수의 인구가 사용하는 언어로 세계 인구 5명 중 1명이 중국어를 사용하는 셈이다. 많은 인구가 사용하는 만큼 그 호칭 또한 복잡하다.

외국인들은 단순히 중국인이 사용하는 언어를 '중국어'라 칭하는데 실제 중국은 56개 민족으로 구성된 다민족 국가이다. 대부분의 민족은 본인들의 언어를 사용하고 있는데 그중 몽골족은 몽골어를, 장족藏族은 장어藏語를, 우리의 교포인 조선족은 한국어를 사용하고 있다. 그들이 '중국인'이어서 그들이 사용하는 언어를 모두 '중국어'라 칭하기에는 무리가 따른다. 이런 이유로 중국 현지에서는 중국 56개 민족 전체 인구의 약 91.96%를 차지하는 한족漢族이 사용하는 언어인 '한어漢語'를 '중국어'란 명칭 대신 부르고 있고 또한 모든 학교의 공통 국어로 지정하고 있으며 교과목 명칭은 '어문語文'이다. 그러나 학술 논문이나 중국어에 관한 연구 자료들은 모두 '한어漢語'라 칭한다. 우리가 배우고자 하는 중국어는 바로 중국에 거주하는 모든 민족이 사용하는 이 '한어漢語'이다.

'한어漢語'는 유엔UN의 공식 언어 중 하나이며, 싱가포르, 말레이시아에서는 '화어華語', 중국 대륙에서는 '보통화普通話'로 칭하고, 그 외에 '시나어支那語', '만다린Mandarin'이라고도 부른다.

(2) '한어漢語'와 '방언方言'

중국의 국토면적은 960만km^2로 우리나라의 약 100배에 가깝다. 이런 광활한 국토에 많은 방언들이 존재하여 지역 간의 교류에 많은 불편을 초래하였다. 이러한 문제를 해소하기 위하여 예로부터 '범어凡語', '아어雅語', '관화官話', '보통화普通話' 등 시기별로 각기 다른 호칭의 표준어가 있었지만 이와 동시에 방언도 함께 존재하고 있었다. 현재 '한어漢語'는 중국 각 지역의 언어 특징에 따라 크게 북방방언北方方言, 오방언吳方言, 감방언贛方言, 민방언閩方言, 월방언粵方言, 상방언湘方言, 객가방언客家方言 등의 7개 방언으로 나누고 있다.

방언은 한 언어와 다른 외국어의 차이처럼 의사소통이 전혀 이뤄지지 않는 부분이 많아 1949년 모택동이 중국의 언어 통일과 언어 개혁에 강한 의지를 표방하였고, 이에 중국 정부는 1955년 표준어標準語를 공식 지정하여 중국 전역에 보급시켰다. 이 표준어를 중국 현지에서는 보통화普通話라고 칭하는데 '북방방언北方方言을 기초 방언으로 삼고, 북경음北京音을 표준음으로 정하였으며, 저명한 현대문학작품의 문법 기준을 따른 언어'이다. 우리가 공부하고자 하는 '한어漢語'가 바로 이 표준어標準語이다.

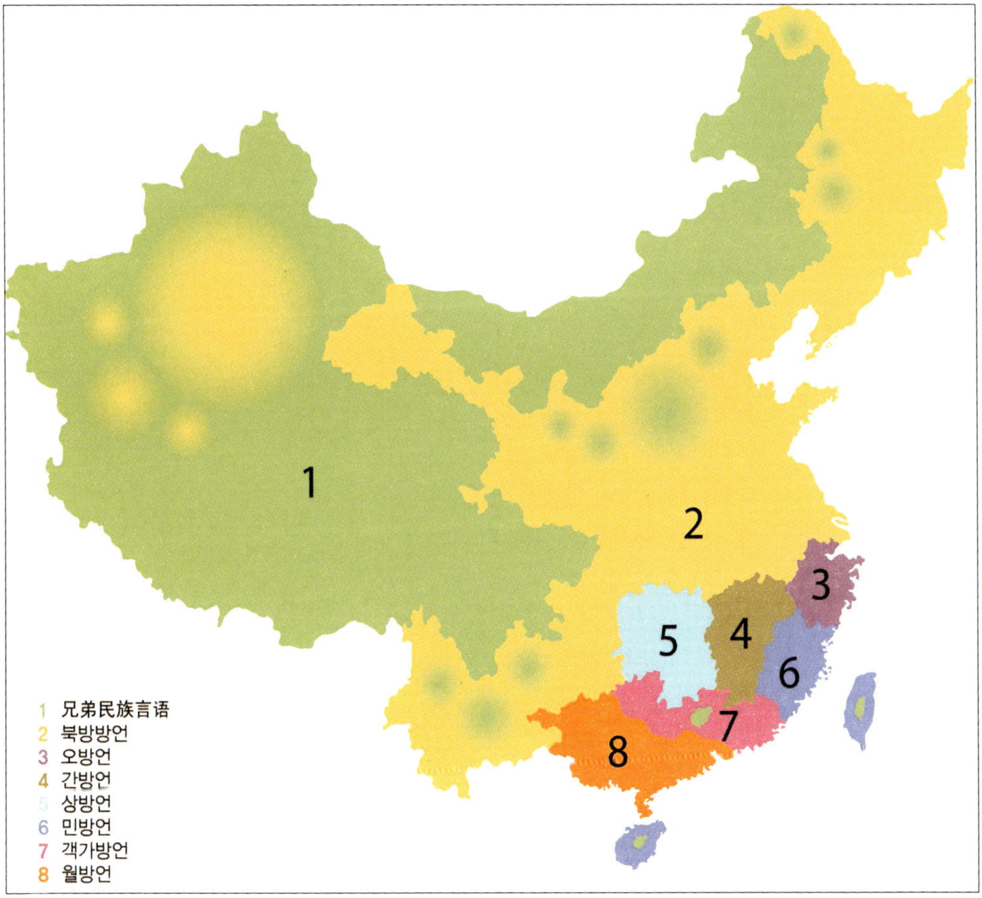

중국어 방언분포도

(3) 번체자繁體字와 간체자簡體字

간체자簡體字는 번체자繁體字의 상대적 표현이며 번체자繁體字는 중국인들이 수천 년 동안 사용했던 한자를 이야기한다.

번체자繁體字는 필획이 복잡하여 보고 쓰고 기억하기에 어려움이 많아 각 시기마다 민간에서는 적지 않은 간체자를 창조하고 사용해왔다. 간체자簡體字는 한자 중 필획이 복잡한 글자를 간단하게 바꿔서 쓴 글자를 말한다.

진시황의 "書同文"(같은 형태의 한자로 글을 쓰게 하다) 정책은 중국 역사상 시행된 최초의 대규모 한자 정리 및 규범화 작업이었고, 1935년 중화민국 국민당 정부의 교육부가 錢玄同전현동의 『簡體字普간체자보』에서 324자를 취하여 "第一批簡體字表普제일피간체자표보"를 공포하였는데 실패하였다.

1949년 중화인민공화국이 설립된 후 1955년 중국 정부는 자국민의 문맹률을 낮추고 전 국민의 교육수준을 향상시키기 위하여 "漢字簡體化方案草案한자간체화방안초안"을 제시하여 각계각층의 의견을 수렴한 후 1956년 "漢字簡體化方案한자간체화방안"을 공포하여 전 국민에게 보급하였다. 1955년에는 1,055개의 중복되는 이제차를 없애고, 1965년에는 한자의 표준자형 6,196개를 확정하였다. 그 후 1964년 5월 『簡體字總表간체자총표』를 출판한다. 1986년에 수정・보완을 거쳐 다시 공표하는데, 모두 2,235자가 실려 있었다. 다시 1988년에는 7,000자의 "現代漢語通用字表현대한어통용자표"와 3,500자의 "現代漢語常用字表현대한어상용자표"를 공표하였다(참고: 변성규, 『중국 문화의 이해』, 학문사, 2003). 우리가 배우고자 하는 중국어 한자는 바로 현재 중국에서 통용되는 간체자인 것이다.

2 중국어의 특징

(1) 발음

① 세계 다른 나라의 언어와 비교했을 때 중국어 발음에서의 가장 큰 특징은 성조聲調가 있는 것이다. 성조는 4개로 나뉘는데 제1성은 '—'로 표기하고, 제2성은 '/', 제3성은 '∨'로, 제4성은 '\'로 표기한다.

이 네 개의 성조는 또 음평陰平, 양평陽平, 상성上聲, 거성去聲으로 칭하기도 한다.

제1성(陰平)	mā	妈
제2성(陽平)	má	麻
제3성(上聲)	mǎ	马
제4성(去聲)	mà	骂

같은 음절이지만 성조에 따라 현저한 의미 차이를 보이므로 성조聲調는 중국어 공부에서 가장 중요한 요소 중 하나이다.

② 중국어의 음절 구성은 명확하고 일정하며 규칙성이 강하다. 성모聲母, 운모韻母, 성조聲調로 구성되어 있고, 운모는 다시 운두韻頭, 운복韻腹, 운미韻尾로 구성된다. '밝다'의 뜻인 '亮liàng'을 예로 들면,

성모	운모			성조
	운두	운복	운미	
l	i	a	ng	4

모든 음절이 위의 5가지 요소를 모두 사용하여 구성되는 것은 아니지만 운복과 성조는 반드시 있어야 한다.

③ 중국어의 음절은 운모에 강세가 있기 때문에 우렁차고 듣기 좋다.

(2) 어휘

중국어의 어휘는 단음절어와 2음절어가 주류를 이룬다. 고대 중국어는 거의 단음절이었다.

예)	山	花	石	天	虎
	shān	huā	shí	tiān	hǔ

그러나 현대 중국어는 고대 중국어의 단음절어가 그대로 보존된 것도 있지만, 대부분 접두사나 접미사를 붙이든가 두 개의 단음절이 이음절화된 2음절 어휘가 절대다수를 차지하므로 기억하기 좋고 경제적이다.

(3) 문장

① 중국어는 고립어孤立語에 속하며 굴절어屈折語나 교착어膠着語와 달리 어휘들이 문장 속에서 서로 호응되지 않고 고립되어 사용된다.

예) I am a student.	我是学生。
You are a student.	你是学生。
He is a student.	他是学生。

위 영어 문장에서는 주어의 인칭 변화에 따라 그 뒤의 be동사가 전부 변한다. 그러나 중국어는 인칭 변화에 상관없이 모두 '是' 하나로 사용된다. 즉 어휘는 고정되어 있는 것으로 앞뒤 문장의 변화에 따라 어휘 본래 모습이 변화되지는 않는다. 이것이 외국인들이 중국어를 쉽게 배울 수 있는 요인이기도 하다.

② 중국어는 형태 변화가 없는 대신 어순과 허사가 매우 중요하다.

③ 중국어는 양사와 어기조사가 발달되어 있다.

3 중국어의 발음 구성

▪ 중국어 발음

예로부터 중국 한자를 표기하는 방법에는 여러 가지가 있었으나 현재 중국에서는 한어병음자모漢語拼音字母를 사용하고 있다. 이 방법은 라틴 자모字母를 이용하여 중국어의 음절을 표시하도록 한 것이다. 그 음절의 구성은 아래와 같다.

음절音節=			=bāng
		성조聲調	
	성모聲母	운모韻母	

성모聲母는 한 음절의 첫소리이며 한국어의 '자음'에 해당된다. 성모聲母는 성조聲調가 없다. 성모聲母는 조음 부위에 따라 쌍순음雙脣音, 순치음脣齒音, 설첨음舌尖音, 설근음舌根音, 설면음舌面音, 설치음舌齒音, 권설음捲舌音이 있다.

운모韻母는 한 음절의 끝소리이며 한국어의 '모음'에 해당된다. 모든 운모韻母는 모두 성조聲調가 있다. 중국어 한 음절의 성조聲調는 운모韻母에 의해 생겨난 것이다.

운모韻母는 단운모單韻母, 복운모複韻母, 부성운모附聲韻母(비운모鼻韻母), 결합운모結合韻母, 권설운모捲舌韻母로 나뉜다.

(1) 성모聲母

[성모표]

발음방법 발음부위	무기음 無氣音	유기음 有氣音	비음 鼻音	마찰음 摩擦音
쌍순음雙脣音	b	p	m	
순치음脣齒音				f
설첨음舌尖音	d	t	n	l
설근음舌根音	g	k		h
설면음舌面音	j	q		x
설치음舌齒音	z	c		s
권설음捲舌音	zh	ch		sh, r

[성모 발음 부위도]

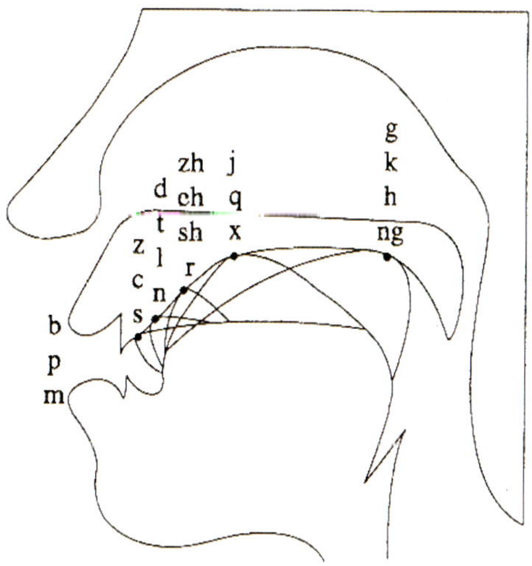

[쌍순음, 순치음, 설첨음의 발음 요령]

b	[p]	두 입술을 닫았다가 벌리면서 나는 소리로 우리말의 'ㅃ'보다는 약하고 'ㅂ'보다는 강하게 발음한다.
p	[p']	두 입술을 닫았다가 불면서 나는 소리로 우리말의 'ㅍ'에 가깝다.
m	[m]	우리말의 'ㅁ'에 가까운 소리로 'ㅁ'보다 입은 둥글게 만들면서 발음한다.
f	[f]	윗니가 아랫입술에 부딪히면서 마찰에 의해 나는 소리로 영어의 'f'와 같이 발음한다.
d	[t]	혀끝과 윗니 안쪽에 부딪히면서 나는 소리로 우리말의 'ㄷ'보다 혀끝과 윗니의 밀착 정도를 더욱 강하게 하면서 발음되는 소리다.
t	[t']	우리말의 'ㅌ'에 가까우며 'ㅌ'보다 약간 입을 크게 벌리면서 발음한다.
n	[n]	우리말의 'ㄴ'에 가까우며 입은 약간 크게 벌리고 콧소리가 난다.
l	[l]	우리말의 'ㄹ'에 가까우며 입을 약간 크게 벌려서 발음한다.

[설첨전음, 설첨후음의 발음 요령]

z	[ts]	혀를 펴서 아랫니 안쪽에 댄 상태에서 발음하며, 우리말의 'ㅉ'보다 기류를 길게 밖으로 보낸다.
c	[ts']	발음 부위는 'z'와 같고 우리말의 'ㅊ'음에 가까우며, 기류를 길게 밖으로 내보낸다.
s	[s]	우리말의 'ㅆ'에 가까우며, 기류를 길게 밖으로 내밀면서 마찰시켜 내는 소리다.
zh	[tʂ]	혀끝 주위를 살짝 말아 올려 우리말의 'ㅉ' 발음을 낸다.
ch	[tʂ']	혀끝 주위를 살짝 말아 올려 우리말의 'ㅊ' 발음을 낸다.
sh	[ʂ]	혀끝 주위를 살짝 말아 올려 우리말의 'ㅆ' 발음을 낸다.
r	[ʐ]	우리말의 'ㄹ'와 같게 발음하고 성대를 약간 진동시킨다.

(2) 운모韻母

1) 운모의 두 가지 분류법

현재 표준 중국어의 운모는 39개이며, 운모의 구성에 따라 단운모單韻母, 복운모複韻母, 부성운모附聲韻母(비운모鼻韻母), 결합운모結合韻母, 권설운모捲舌韻母로 나뉜다. 또한 운두韻頭에 따라 사호四呼로 나뉜다. 이 사호四呼는 개구호開口呼, 제치호齊齒呼, 합구호合口呼, 촬구호撮口呼이다.

[운모표]

四呼 / 韻母	開口呼	齊齒呼	合口呼	撮口呼
單韻母	a	i	u	
	o			
	e			
複韻母	ai			
	ei			
	ao			
	ou			
附聲韻母(鼻韻母)	an			
	en			
	ang			
	ong			
	ong			
結合韻母		ia	ua	e
		ie	uo	an
		iao	uai	n
		iou	uci	
		ian	uan	
		in	uen	
		iang	uang	
		ing	ueng	
		iong		
捲舌韻母	er			

[운모 발음 부위도]

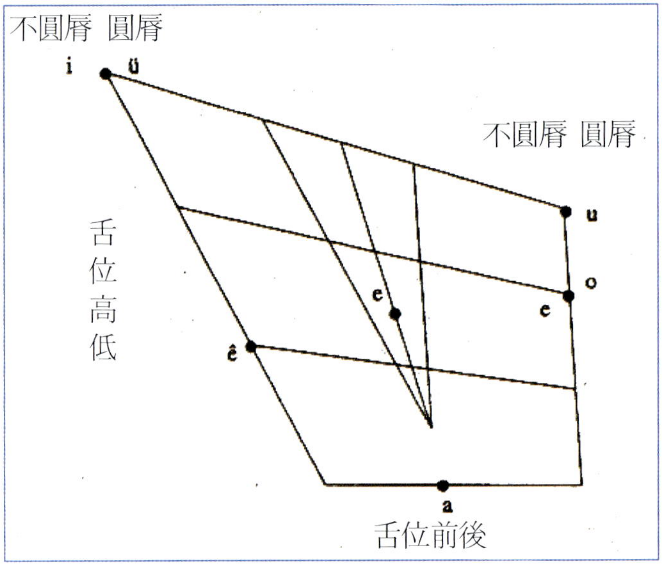

[단운모單韻母의 발음 요령]

a	[A]	입을 중간 정도 벌리고 우리말의 'ㅏ'처럼 발음하되 약간 위에서 나는 소리다.
o	[o]	입술을 둥글게 하고 우리말의 'ㅗ'처럼 발음하되 입을 약간 크게 벌린다.
e	[ɤ]	우리말의 'ㅡ'와 'ㅓ'처럼 발음하며 'ㅡ'보다는 크게 'ㅓ'보다는 작게 벌려 발음한다.
i	[i]	우리말의 'ㅣ'처럼 발음하되 입을 약간 크게 벌린다.
u	[u]	입술을 둥글게 오므리면서 앞으로 내밀고 우리말의 'ㅜ'처럼 발음한다.
ü	[y]	우리말의 'ㅟ'처럼 발음하나 입술을 둥글게 앞으로 내밀면서 발음한다.

[복운모複韻母의 발음 요령]

ai[ai]　ei[ei]　ao[au]　ou[ou]

발음 포인트는 모두 음소의 앞 'a, e, o'에 있으며 우리말의 '아이', '에이', '아우', '어우'와 같이 발음한다.

[부성운모附聲韻母(비운모鼻韻母)의 발음 요령]

an[an]　en[ən]　ang[aŋ]　eng[əŋ]　ong[uŋ]

위 운모의 공통점은 운미韻尾가 'n'과 'ng'로 구성되어 있는 것이다. 한국어의 'ㄴ'과 'ㅇ'으로 발음하면 된다. 순서대로 우리말의 '안, 언, 앙, 엉, 웅'으로 발음한다.

[결합운모結合韻母의 발음 요령]

'i'와 결합한 운모

ia[iA]　ie[iɛ]　iao[iau]　iou[iou]　ian[iɛn]　in[in]

iang[iaŋ]　ing[iŋ]　iong[yŋ]

'i'를 정확하게 발음하되 발음 포인트는 운복韻腹 'a, e, o'에 있다. 'in'은 'i'를 발음하고 우리말의 'ㄴ'을, 'ing'은 'i'를 발음하고 우리말의 종성 'ㅇ'을 발음하면 된다. 위 결합운모는 순서대로 우리발의 '이아', '이에', '이아오', '이어우', '이엔', '이인', '이앙', '이잉', '이웅 / 이융'과 같이 발음한다.

u와 결합한 운모

ua[uA] uo[uo] uai[ua̯i] uei[uei] uan[uan]

uen[uen] uang[uaŋ] ueng[uəŋ]

'u'를 정확하게 발음하되 발음 포인트는 운복韻腹 'a, e, o'에 있다. 순서대로 우리말의 '우아', '우워', '와이', '워이', '우안', '우원', '우앙', '우웡'과 같이 발음한다.

ü와 결합한 운모

üe[yɛ] üan[yɛn] ün[yn]

'ü'를 먼저 발음하고 뒷음을 발음한다. 'üe', 'üan'의 강세는 'e, a'에 있고, 'ün'은 'ü' 발음으로 시작하여 'n' 발음으로 끝난다. 순서대로 우리말의 '위에', '위엔', '위인'과 같이 발음한다.

(3) 영성모零聲母

중국어의 운모는 운두韻頭에 따라 분류될 수도 있다. 이런 분류법을 '사호四呼'법이라 한다. 'i'와 운두에 'i'가 있는 운모를 '제치호齊齒呼'라 하며, 'u'와 운두에 'u'가 있는 것을 '합구호合口呼', 'ü'와 'ü'가 운두에 있는 것을 '촬구호撮口呼'라 한다. 그 외의 운모를 '개구호開口呼'라 한다.

영성모零聲母란 한 음절 안에 성모가 없는 것을 뜻한다. 운모가 단독으로 하나의 음절이 될 때 그 표기법은 다음과 같다.

1) 개구호開口呼의 음절 표기법

開口呼	a	o	e	ai	ei	ao	ou	an	en	ang	eng	ong
音節	a	o	e	ai	ei	ao	ou	an	en	ang	eng	ong

개구호開口呼가 단독으로 하나의 음절을 이룰 때 운모의 표기법과 같다.

2) 제치호齊齒呼의 음절 표기법

齊齒呼	i	ia	ie	iao	iou	ian	in	iang	ing	iong
音節	yi	ya	ye	yao	you	yan	yin	yang	ying	yong

제치호齊齒呼의 음절 표기법은 'i', 'in', 'ing'에만 'i' 앞에 'y'를 덧붙여주고, 그 외에는 'i'를 'y'로 바꾸어 표기한다.

3) 합구호合口呼의 음절 표기법

合口呼	u	ua	uo	uai	uei	uan	uen	uang	ueng
音節	wu	wa	wo	wai	wei	wan	wen	wang	weng

합구호合口呼의 음절 표기법은 'u'일 경우 'u' 앞에 'w'를 덧붙이고, 그 이외에 성모 없이 'u-'로 음절을 이룰 때는 'u'를 'w'로 바꾸어 표기한다.

4) 촬구호撮口呼의 음절 표기법

撮口呼	ü	üe	üan	ün
音節	yu	yue	yuan	yun

촬구호撮口呼는 성모 없이 단독으로 음절을 이룰 때 'ü'를 모두 'yu'로 바꾸어 표기한다. 설면음 'j, q, x'와 결합될 때는 'ü' 위의 두 점을 생략하여 표기한다.

예) 学习(xuéxí), 去(qù), 句子(jùzi)

(4) 성모聲母와 운모韻母의 결합표

	a	o	e	i	−i	u	ü	ai	ei	ao	ou	an	en	ang	eng	ong	ia	iao	ie
b	ba	bo		bi		bu		bai	bei	bao		ban	ben	bang	beng			biao	bie
p	pa	po		pi		pu		pai	pei	pao	pou	pan	pen	pang	peng			piao	pie
m	ma	mo	me	mi		mu		mai	mei	mao	mou	man	men	mang	meng			miao	mie
f	fa	fo				fu			fei		fou	fan	fen	fang	feng				
d	da		de	di		du		dai	dei	dao	dou	dan	den	dang	deng	dong		diao	die
t	ta		te	ti		tu		tai		tao	tou	tan		tang	teng	tong		tiao	tie
n	na		ne	ni		nu	nü	nai	nei	nao	nou	nan	nen	nang	neng	nong		niao	nie
l	la	lo	le	li		lu	lü	lai	lei	lao	lou	lan		lang	leng	long	lia	liao	lie
g	ga		ge			gu		gai	gei	gao	gou	gan	gen	gang	geng	gong			
k	ka		ke			ku		kai	kei	kao	kou	kan	ken	kang	keng	kong			
h	ha		he			hu		hai	hei	hao	hou	han	hen	hang	heng	hong			
j				ji			ju										jia	jiao	jie
q				qi			qu										qia	qiao	qie
x				xi			xu										xia	xiao	xie
z	za		ze		zi	zu		zai	zei	zao	zou	zan	zen	zang	zeng	zong			
c	ca		ce		ci	cu		cai		cao	cou	can	cen	cang	ceng	cong			
s	sa		se		si	su		sai		sao	sou	san	sen	sang	seng	song			
zh	zha		zhe		zhi	zhu		zhai	zhei	zhao	zhou	zhan	zhen	zhang	zheng	zhong			
ch	cha		che		chi	chu		chai		chao	chou	chan	chen	chang	cheng	chong			
sh	sha		she		shi	shu		shai	shei	shao	shou	shan	shen	shang	sheng				
r			re		ri	ru				rao	rou	ran	ren	rang	reng	rong			
Ø	a	o	e	yi		wu	yu	ai		ao	ou	an	en	ang	eng		ya	yao	ye

iou	ian	in	iang	ing	iong	ua	uo	uai	uei	uan	uen	uang	ueng	üe	üan	ün	er
	bian	bin		bing													
	pian	pin		ping													
miu	mian	min		ming													
diu	dian			ding			duo		dui	duan	dun						
	tian			ting			tuo		tui	tuan	tun						
niu	nian	nin	niang	ning			nuo			nuan				nüe			
liu	lian	lin	liang	ling			luo			luan	lun			lüe			
						gua	guo	guai	gui	guan	gun	guang					
						kua	kuo	kuai	kui	kuan	kun	kuang					
						hua	huo	huai	hui	huan	hun	huang					
jiu	jian	jin	jiang	jing	jiong									jue	juan	jun	
qiu	qian	qin	qiang	qing	qiong									que	quan	qun	
xiu	xian	xin	xiang	xing	xiong									xue	xuan	xun	
							zuo		zui	zuan	zun						
							cuo		cui	cuan	cun						
							suo		sui	suan	sun						
						zhua	zhuo	zhuai	zhui	zhuan	zhun	zhuang					
						chua	chuo	chuai	chui	chuan	chun	chuang					
						shua	shuo	shuai	shui	shuan	shun	shuang					
						rua	ruo		rui	ruan	run						
you	yan	yin	yang	ying	yong	wa	wo	wai	wei	wan	wen	wang	weng	yue	yuan	yun	er

(5) 성모와 운모의 결합규칙

① 성모 'j, q, x, z, c, s, zh, ch, sh, r'는 운모 'i'와 결합할 때 운모 'i'는 발음하지 않고, 앞부분의 성모만 발음한다.

② 성모 'j, q, x'는 운모 'u'와 결합할 수 없다.

③ 성모 'j, q, x'는 운모 'ü'와 결합할 때 발음은 'ü'로 하되, 표기는 'ü' 위의 두 점을 생략하고 'ju, qu, xu'로 적는다.

(6) 성조聲調

성조는 음절의 고저, 높낮이의 변화이다. 현대 중국어에는 4개의 성조가 있다. 이 4가지 성조는 음평陰平(제1성), 양평陽平(제2성), 상성上聲(제3성), 거성去聲(제4성)이다.

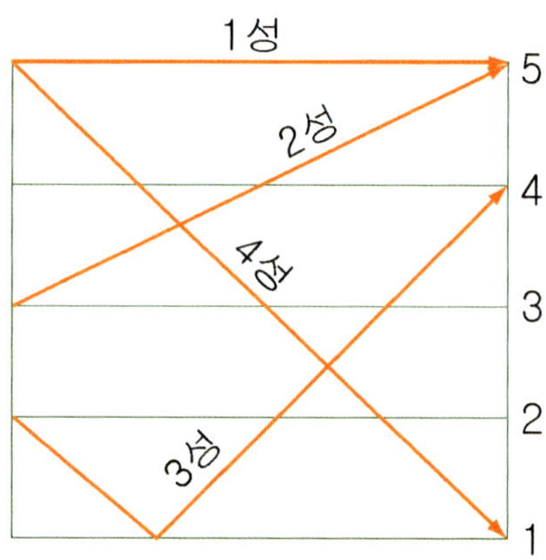

4가지 성조의 표시법은 다음과 같다.

陰平(음평, 제1성) : ˉ (mā)

陽平(양평, 제2성) : ˊ (má)

上聲(상성, 제3성) : ˇ (mǎ)

去聲(거성, 제4성) : ˋ (mà)

① 한 음절에 한 개의 모음이 있을 경우 : 그 모음 위에 표기한다. 모음 'i' 위에 성조 표기 시에는 'i' 위의 점을 없애고 '~ǐ'와 같이 표기한다.

예) hà gā gē mó lǐ

② 두 개 혹은 두 개 이상의 모음이 있을 경우 : 주요 모음 위에 표기한다. 주요 모음의 순서는 'a 〉 o 〉 e 〉 i u ü'이다.

예) bāo péi dōu xiě

③ 모음 'i, u, ü'가 동시에 있을 경우 : 두 모음 중 뒤의 모음에 표기하는 것을 원칙으로 한다.

예) jiǔ guì

(7) 성조의 변화

1) 경성輕聲

중국어의 모든 글자는 고유의 성조를 가지고 있으나 단어나 문장에서 짧고 약하게 발음하는 음이 있는데 이것을 경성이라고 한다. 경성은 모음 위에 아무런 부호도 표시하지 않으며, 경성의 높이는 앞에 있는 음절의 성조에 따라 결정된다.

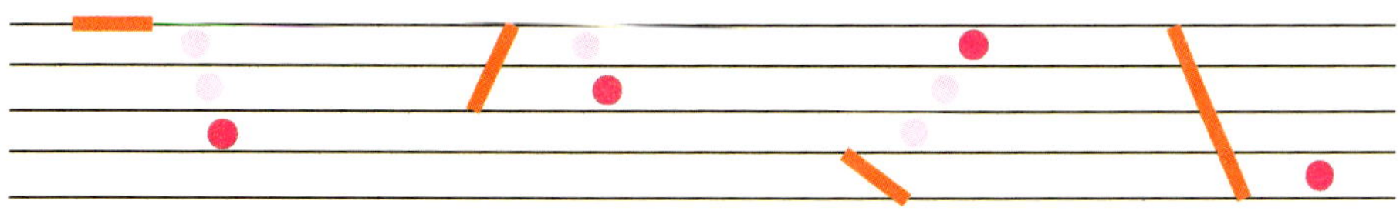

경성이 되는 경우는 아래와 같다.

① 단음절 명사 또는 동사가 중복되어 사용되는 경우

爸爸 (bàba)　　妈妈 (māma)

② 조사로 쓰이는 경우

买了 (mǎi le)　　是吗 (shì ma)

③ 접미사로 쓰이는 경우

椅子 (yǐzi)　　他们 (tāmen)

④ 습관적인 경우

学生 (xuésheng)　　玻璃 (bōli)

⑤ 중복 동사(형용사) 사이에 낀 '一'와 '不'

想一想 (xiǎng yi xiǎng)　　好不好 (hǎo bu hǎo)

2) 제3성의 성조 변화

두 개 이상의 3성이 연속으로 발음될 경우 다음과 같이 발음된다.

很好　hěn hǎo → hén hǎo

我很好　wǒ hěn hǎo → wǒ hén hǎo

我也很好　wǒ yě hěn hǎo → wó yě hén hǎo

※ 주의: 3성의 변화는 발음상의 변화이므로 표기할 때 제3성 그대로 표기한다.

3) '不'의 성조 변화

'不'는 원래 제4성이지만 뒤에 4성이 뒤따를 경우 제2성으로 변한다.

不是　bù shì → bú shì

不谢　bù xiè → bú xiè

4) '一'의 성조 변화

① '一'는 원래 제1성이지만 제1성, 제2성, 제3성 앞에서 제4성으로 변한다.

一家　yī jiā → yì jiā

一名　yī míng → yì míng

一本　yī běn → yì běn

② 제4성 앞에서는 제2성으로 변한다.

一块　yī kuài → yí kuài

③ 서수는 변하지 않는다.

第一课　dì yī kè

※ 주의: '不'와 '一'는 바뀐 성조로 표기한다.

SECTION 2

의료기초편

1 인체 해부학적 구조 및 명칭

(1) 신체 전면

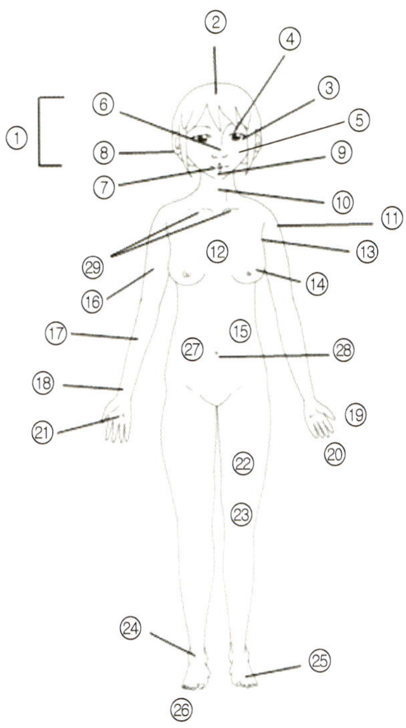

① 脸 [liǎn] 얼굴
② 头 [tóu] 머리
③ 眼 [yǎn] 눈
④ 眼皮 [yǎnpí] 눈꺼풀
⑤ 脸蛋 [liǎndàn] 뺨
⑥ 鼻子 [bízi] 코
⑦ 嘴 [zuǐ] 입
⑧ 耳朵 [ěrduo] 귀
⑨ 下巴 [xiàba] 턱
⑩ 脖子 [bózi] 목
⑪ 肩膀 [jiānbǎng] 어깨
⑫ 胸 [xiōng] 가슴
⑬ 腋下 [yèxià] 겨드랑이
⑭ 乳房 [rǔfáng] 유방
⑮ 腰 [yāo] 허리
⑯ 上臂 [shàngbì] 위쪽 팔
⑰ 下臂 [xiàbì] 아래쪽 팔
⑱ 手腕 [shǒuwàn] 손목
⑲ 手 [shǒu] 손
⑳ 手指 [shǒuzhǐ] 손가락
㉑ 手掌 [shǒuzhǎng] 손바닥
㉒ 大腿 [dàtuǐ] 허벅지
㉓ 膝盖 [xīgài] 무릎
㉔ 脚腕子 [jiǎowànzi] 발목
㉕ 脚 [jiǎo] 발
㉖ 脚趾 [jiǎozhǐ] 발가락
㉗ 肚子 [dùzi] 배
㉘ 肚脐 [dùqí] 배꼽
㉙ 锁骨 [suǒgǔ] 빗장뼈

(2) 신체 후면

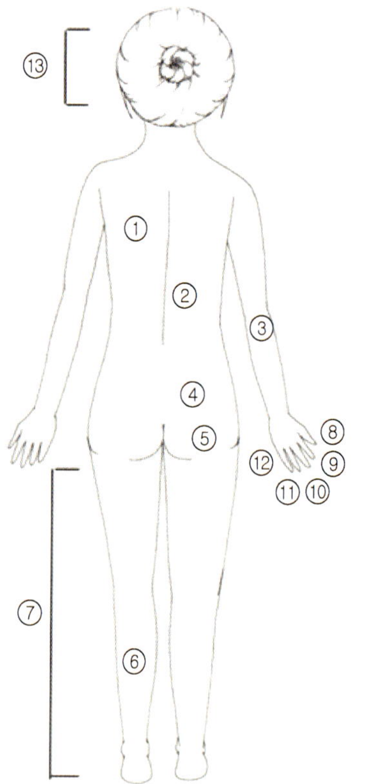

① 背 [bèi] 등

② 脊椎骨 [jǐzhuīgǔ] 등뼈

③ 胳膊肘 [gēbozhǒu] 팔꿈치

④ 上臀 [shàngtún] 위쪽 엉덩이

⑤ 下臀 [xiàtún] 아래쪽 엉덩이

⑥ 小腿肚 [xiǎotuǐdù] 장딴지

⑦ 腿 [tuǐ] 다리

⑧ 大拇指 [dàmuzhǐ] 엄지손가락

⑨ 食指 [shízhǐ] 집게손가락

⑩ 中指 [zhōngzhǐ] 가운뎃손가락

⑪ 无名指 [wúmíngzhǐ] 약손가락

⑫ 小拇指 [xiǎomuzhǐ] 새끼손가락

⑬ 头发 [tóufa] 머리카락

(3) 신체 내면

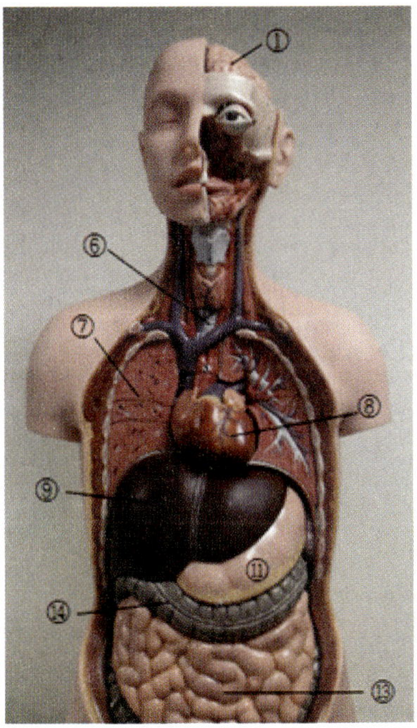

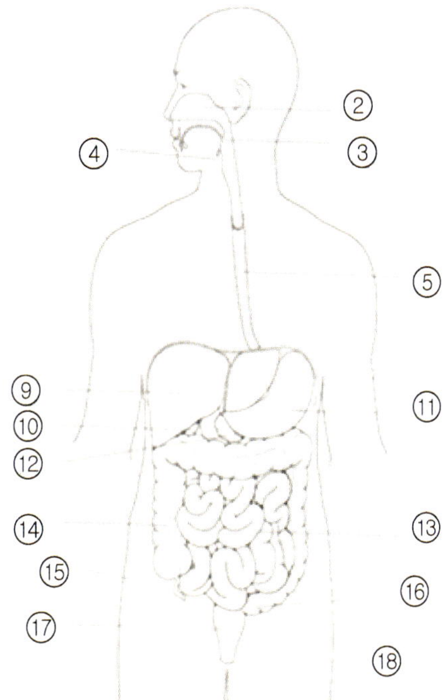

① 脑 [nǎo] 뇌
② 后鼻腔 [hòubíqiāng] 후비강
③ 咽头 [yīntóu] 인두
④ 喉头 [hóutóu] 후두
⑤ 食道 [shídào] 식도
⑥ 支气管 [zhīqìguǎn] 기관지
⑦ 肺 [pèi] 폐
⑧ 心脏 [xīnzàng] 심장
⑨ 肝 [gān] 간
⑩ 胆囊 [dǎnnáng] 담낭
⑪ 胃 [wèi] 위
⑫ 脺脏 [cuìzàng] 췌장
⑬ 小肠 [xiǎocháng] 소장
⑭ 大肠 [dàcháng] 대장
⑮ 阑尾 [lánwěi] 충수
⑯ 乙状结肠 [yǐzhuàngjiécháng] S상결장
⑰ 直肠 [zhícháng] 직장
⑱ 肛门 [gāngmén] 항문

2 병원소개

(1) 진료과목

临床专科门诊 línchuáng zhuānkēménzhěn 전문 임상분야 Clinical Specialty	专科医生 zhuānkē yīshēng 전문의 Specialist	诊疗对象 zhěnliáoduìxiàng 진료대상 Client
家庭科医学 jiātíngkē yīxué 가정의학 Family Medicine	家庭主治医(全科医生)/实习医生 jiātíng zhǔzhìyī(quánkē yīshēng)/ shíxí yīshēng 가정주치의/수련의 Family Physician	所有病人 suǒyǒubìngrén 모든 환자 All Patients
内科 nèikē 내과 Internal Medicine	内科医生 nèikē yīshēng 내과 전문의 Internist	成人 chéngrén 어른(성인) Adult
耳鼻喉科 ěrbíhóukē 이비인후과 Otorhinolaryngology	耳鼻喉科医生 ěrbíhóukē yīshēng 이비인후과 전문의 ENT Specialist	耳朵, 鼻子, 嗓子 ěrduo, bízi, sǎngzi 귀(이) · 코(비) · 목(인후) Ear, Nose and Throat
眼科学 yǎnkēxué 안과학 Ophthalmology	眼科医生 yǎnkē yīshēng 안과 전문의 Ophthalmologist	眼睛 yǎnjing 눈 Eye
视力测定 shìlì cèdìng 시력측정법 Optometry	验光配镜师 yànguāng pèijìngshī 검안의 Optometrist	视力检查, 眼镜, 透镜处方 shìlì jiǎnchá, yǎnjìng、tòujìng chǔfāng 시력검사 및 안경, 콘택트렌즈 처방 Eye Examination and Prescription
外科 wàikē 외과 General Surgery	外科医生 wàikē yīshēng 외과 전문의 General Surgeon	成人 chéngrén 어른(성인) Adult
康复医学和运动医学 kāngfù yīxué hé yùndòng yīxué 재활의학 그리고 스포츠의학 Rehabilitation and Sport Medicine	整形外科医生 zhěngxíng wàikē yīshēng 정형외과 전문의 Orthopedist/Orthopedic Surgeon	筋骨骼系统和脊椎 jīn gǔgé xìtǒng hé jǐzhuī 근 골격 계통과 척추 Musculoskeletal Systems Including the Spine
皮肤科学 pífū kēxué 피부과학 Dermatology	皮肤科医生 pífūkē yīshēng 피부과 전문의 Dermatologist	皮肤 pífū 피부 Skin

肿瘤学 zhǒngliúxué 종양학 Oncology	肿瘤学专科医生 / 肿瘤外科医生 zhǒngliúxué zhuānkē yīshēng / zhǒngliú waìkē yīshēng 종양학 전문의 / 종양외과 전문의 Oncologist/Surgical Oncologist	癌 ái 암 Cancer
心脏学 xīnzàngxué 심장학 Cardiology	心脏专科医生 / 心脏外科医生 xīnzàng zhuānkē yīshēng / xīnzàng waìkē yīshēng 심장 전문의 / 심장외과 전문의 Cardiologist/Cardiovascular Surgeon	心脏和血管 xīnzàng hé xuèguǎn 심장과 큰 혈관(대동맥 또는 대정맥) Heart and Large Blood Vessels
胸部外科 xiōngbù wàikē 흉부외과 Pulmonary Medicine	胸部外科专科医生 xiōngbù wàikē zhuānkē yīshēng 흉부외과 전문의 Thoracic Surgeon/Pulmonologist	肺 fèi 폐 Lung
肠胃学 chángwèixué 위장학 Gastroenterology	肠胃内科医生 chángwèi nèikē yīshēng 위장내과 전문의 Gastroenterologist	肠胃系统 chángwèi xìtǒng 위와 장 계통 Gastrointestinal Systems
风湿病学 fēngshībìngxué 류머티즘학 Rheumatology	风湿病专科医生 fēngshībìng zhuānkē yīshēng 류머티즘 전문의 Rheumatologist	腭关节及免疫系统 è guānjié jí miǎnyì xìtǒng 관절과 면역 계통 Joint and Immune Systems
血液学 xuèyèxué 혈액학 Hematology	血液专科医生 xuèyè zhuānkē yīshēng 혈액 전문의 Hematologist	血液及淋巴液 xuèyè jí línbāyè 혈액과 림프 Blood and Lymph
内分泌学 nèifēnmìxué 내분비학 Endocrinology	内分泌学专科医生 nèifēnmìxué zhuānkē yīshēng 내분비학 전문의 Endocrinologist	内分泌-副肾, 脑下垂体, 甲状腺 nèifēnmì-fùshèn, nǎoxiàchuítǐ, jiǎzhuàngxiàn 내분비-부신, 뇌하수체, 갑상선 Endocrine Gland Adrenal, Pitutary, Thyroid
泌尿器学 mìniàoqìxué 비뇨기학 Urology	泌尿专科医生 mìniào zhuānkē yīshēng 비뇨기과 전문의 Urologist	泌尿器系统及男性生殖器 mìniàoqì xìtǒng jí nánxìng shēngzhíqì 비뇨기 계통과 남성 생식기 Uinary and Male Reproductive Systems

妇产科学 fùchǎnkēxué 산부인과학 Obstetric	妇产科专科医生 fùchǎnkē zhuānkē yīshēng 산부인과 전문의 Obstetrician	怀孕, 分娩, 不孕 huáiyùn, fēnmiǎn, bú yùn 임신, 출산, 불임 Pregnancy,Childbirth,Infertility
妇科学 fùkēxué 부인과학 Gynecology	妇科医生 fùkē yīshēng 부인과 전문의 Gyneclogist	女性生殖器系统 nǚxìng shēngzhíqì xìtǒng 여성 생식기 계통 Female Reproductive Systems
小儿科学 xiǎo' érkēxué 소아과학 Pediatrician	小儿科医生 xiǎo'érkē yīshēng 소아과 전문의 Pediatrist	婴儿及儿童 yīng'ér jí értóng 유아와 어린이 Infant and Children
心理学 xīnlǐxué 심리학 Psychology	心理学家 xīnlǐ xuéjiā 심리학자 Psychologist	精神及感情问题 jīngshén jí gǎnqíng wèntí 정신과 감정문제 Mental and Emotional Problems
神经科学 shénjīngkēxué 신경과학 Neurology	神经科医生/神经外科医生 shénjīngkē yīshēng / shénjīng wàikē zhuānkē yīshēng 신경과 전문의/신경외과 전문의 Neurologist/Neurosurgeon	神经系统 shénjīng xìtǒng 신경계통 The Nervous Systems
精神病学 jīngshénbìngxué 정신병학 Psychiatry	精神病专科医生 jīngshénbìng zhuānkē yīshēng 정신과 전문의 Psychiatrist	精神问题 jīngshén wèntí 정신문제 Psychiatric Problems
放射线科学 fàngshèxiàn kēxué 방사선과학 Radiology	放射线专科医生 fàngshèxiàn zhuānkē yīshēng 방사선과 전문의 Radiologist	利用爱克斯光、声音波长(音波)、磁气(磁气场)、检查和诊断 lìyòng àikèsīguāng, shēngyīn bō cháng(yīnbō), cíqì(cíqìchǎng), jiǎn chá hé zhěnduàn 신체를 엑스레이, 소리파장(음파), 자기(자기장)를 이용해서 검사하고 진단 Diagnosis of body using X-ray, Sound Waves and Magnatic Fields
病理学 bìnglǐxué 병리학 Pathology	病理学专科医生 bìnglǐxué zhuānkē yīshēng 병리학 전문의 Pathologist	体内病理学检查 tǐnèi bìnglǐxué jiǎnchá 신체의 병리학적 검사 Test of body using samples of Body tissues and Fluids
麻醉学 mázuìxué 마취학 Anesthesiology	麻醉专科医生 mázuì zhuānkē yīshēng 마취과 전문의 Anesthesiologist	麻醉 mázuì 마취 Anesthesia

(2) 병명(Name of Disease)

1) 귀, 코, 눈 그리고 호흡기

- 过敏 [guòmǐn] 알레르기(Allergy)
- 哮喘 [xiàochuǎn] 천식(Asthma)
- 细菌感染 [xìjūn gǎnrǎn] 세균 감염(Bacterial Infection)
- 气管炎 [qìguǎnyán] 기관지염(Bronchitis)
- 白内障 [báinèizhàng] 백내장(Cataract)
- 结膜炎 [jiémóyán] 결막염(Conjunctivitis)
- 慢性肺病 [mànxìng fèibìng] ; 慢性支气管炎 [mànxìng zhīqìguǎnyán]
  만성 폐쇄성 폐질환, 만성 기관지염(COPD : Chronic Obstructive Pulmonary Disease)
- 牙龈炎 [yáyínyán] 치은염(Gingivitis)
- 绿内障 [lǜnèizhàng] 녹내장(Glaucoma)
- 呼吸器过敏 [hūxīqì guòmǐn] 호흡기 알레르기(Hay Fever)
- 流行性感冒 [líuxíngxìng gǎnmào] 유행성 감기(Influenza)
- 内耳炎 [nèi'ěryán] 미로(내이)염(Labyrinthitis)
- 喉炎 [hóuyán] 후두염(Laryngitis)
- 中耳炎 [zhōng'ěryán] 중이염(Otitis media)
- 齿根膜炎 [chǐgēnmóyán] ; 牙周炎 [yázhōuyán] 치근막염(Periodontitis)
- 咽炎 [yīnyán] 인두염(Pharyngitis)
- 肺炎 [fèiyán] 폐렴(Pneumonia)
- 肺栓塞 [fèishuānsè] ; 肺血管阻塞症 [fèixuèguǎn zǔsèzhèng]
  폐혈전증(Pulmonary Embolism)
- 肺结核 [fèijiéhé] 폐결핵(Pulmonary Tuberculosis)
- 网膜剥离 [wǎngmó bōlí] 망막박리(Retina Detachment)
- 鼻炎 [bíyán] 비염(Rhinitis)

- 鼻窦炎 [bídòuyán] 부비강염(Sinusitis)
- 扁桃腺炎 [biǎntáoxiànyán] 편도선염(Tonsillitis)
- 病毒感染 [bìngdú gǎnrǎn] 바이러스 감염(Viral Infection)

2) 순환기 혈관

- 贫血 [pínxuè] 빈혈(Anemia)
- 狭心症 [xiáxīnzhèng] 心绞痛[xīnjiǎotòng] 협심증(Angina Pectoris)
- 促脉 [cùmài] 부정맥(Arrhythmia)
- 出血障碍 [chūxiě zhàng'ài] 출혈장애(Bleeding Disorders)
- 心脏停止 [xīnzàng tíngzhǐ] 심장정지(Cardiac Arrest)
- 冠心病 [guānxīnbìng] 관상동맥질환(Coronary Artery Disease)
- 心脏麻痹 [xīnzàng mábì] 심장마비(Heart Attack)
- 血友病 [xuèyǒubìng] 혈우병(Hemophilia)
- 高血压 [gāoxuèyā] 고혈압(Hypertension)
- 低血压 [dīxuèyā] 저혈압(Hypotension)
- 血癌 [xuè'ái] 백혈병(Leukemia)
- 肿瘤淋巴瘤 [zhǒngliú línbāliú] 임파종(Lymphoma)
- 多发性骨髓 [duōfāxìng gǔsuǐ] 다발성 골수종(Multiple Myeloma)
- 心肌梗死 [xīnjīgěngsǐ] 심근경색(Myocardial Infarction)
- 心肌炎 [xīnjīyán] 심근염(Myocarditis)
- 心包炎 [xīnbāoyán] 심막염, 심낭염(Pericarditis)

3) 소화기

- 腹部脱肛 [fùbù tuōgāng] 복부 탈장(Abdominal Hernia)
- 阑尾炎 [lánwěiyán] 충수염, 맹장염(Appendicitis)
- 胆囊炎 [dǎnnángyán] 담낭염(Cholecystitis)

- 胆石症 [dǎnshízhèng] 담석증(Cholelithiasis). 담석(gall-stone)
- 大肠炎 [dàchángyán] 대장염(Colitis)
- 食物中毒 [shíwù zhòngdú] 식중독(Food Poison)
- 胃炎 [wèiyán] 위염(Gastritis)
- 逆流性食管炎 [nìliúxìngshíguǎnyán] 역류성 식도질환 (GERD : Gastroesophageal Reflux Disease)
- 痔疮 [zhìchuāng] 치질(Hemorrhoids)
- 肝炎 [gānyán] 간염(Hepatitis)
- 消化系统过敏综合症 [xiāohuà xìtǒng guòmǐn zōnghézhèng] 과민성 장증후군(Irritable bowel Syndrome)
- 肝硬化 [gānyìnghuà] 간경화(Liver Cirrhosis)
- 胰腺炎 [yíxiànyán] 췌장염(Pancreatitis)
- 急性肠胃炎 [jíxìng chángwèiyán] 급성장위염(Stomach Flu)
- 胃溃疡 [wèikuìyáng] 위궤양(Stomach Ulcer)

4) 남성과 여성

- 乳腺癌 [rǔxiàn'ái] 유방암(Breast Cancer)
- 子宫内幕繁殖 [zǐgōng nèimù fánzhí] 자궁내막 증식증(Endometriosis)
- 前列腺癌 [qiánlièxiàn'ái] 전립선암(Prostate Cancer)
- 子宫癌 [zǐgōng'ái] 자궁암(Uterine Cancer)
- 阴道炎 [yīndàoyán] 질염(Vaginitis)

5) 소아

- 水痘 [shuǐdòu] 수두(Chickenpox)
- 康氏综合症 [kāngshì zōnghézhèng] 다운스 신드롬(Down's Syndrome)

- 百日咳 [bǎirìké] 백일해(Pertussis)
- 破伤风 [pòshāngfēng] DPT[디프테리아(Diphtheria)], 파상풍(Tetanus)
- 小儿传染病 [xiǎo'ér chuánrǎnbìng] 소아기 전염병[MMR(Measles, Mumps, Rubella)]
- 脊髓灰质炎 [jǐsuǐhuīzhìyán] 소아마비(Polio)

6) 비뇨기

- 急性肾功能障碍 [jíxìng shèngōngnéng zhàng'ài] 급성 신부전증(Acute Renal Failure)
- 膀胱损伤 [pángguāng sǔnshāng] 방광 손상(Bladder Injury)
- 膀胱炎 [pángguāngyán] 방광염(Cystitis)
- 丝球体肾炎 [sīqiútǐ shènyán] 사구체 신염(Glomerulonephritis)
- 肾脏结石 [shènzàng jiéshí] 신장 결석증, 신석(Nephrolithiasis)
- 神经症 [shénjīngzhèng] 신경화증(Nephrosclerosis)
- 尿失禁 [niàoshījìn] 요실금(Urinary Incontinence)
- 尿结石 [niàojiéshí] 요로결석증(Urolithiasis)

7) 피부

- 酒刺 [jiǔcì] 여드름(Acne)
- 脚癣 [jiǎoxuǎn] 무좀(Athlete's Foot)
- 疔疮 [dīngchuāng] 부스럼(Boils)
- 火伤 [huǒshāng] 화상(Burn)
- 皮炎 [píyán] 피부염(Dermititis)
- 湿疹 [shīzhěn] 습진(Eczema)
- 发霉损害 [fāméi sǔnhài] 곰팡이류에 의한 감염(Fungal Infection)
- 脓痂疹 [nóngjiāzhěn] 농가진(Impetigo)
- 干性皮炎 [gānxìng píyán] 건선, 건성 피부염(Psoriasis)

- 疱疹病毒 [pàozhěn bìngdú] 대상포진(Herpes Zoster)
- 皮肤癌 [pífū'ái] 피부암(Skin Cancer)

8) 정신 / 감정

- 酒精中毒者 [jiǔjingzhòngdúzhě] 알코올 중독자(Alcoholic)
- 神经性食欲缺乏症 [shénjīngxìng shíyù quēfázhèng] 신경성 식욕부진증(Anorexia Nervosa)
- 神经性食欲障碍 [shénjīngxìng shíyù zhàng'ài] 신경성 식욕장애(Bulimia Nervosa)
- 忧郁症 [yōuyùzhèng] 우울증(Depression)
- 健康记挂 [jiànkāng jìguà]；疑病(症状) [yíbìng(zhèngzhuàng)] 건강염려증(Hypochondriasis)
- 狂热 [kuángrè]；癖好 [pǐhào]；医躁狂 [yīzàokuáng] 조증(Mania)
- 躁狂抑郁性精神病 [zàokuáng yìyùxìng jīngshénbìng]；躁狂抑郁症 [zàokuáng yìyùzhèng]；躁狂忧郁症 [zàokuáng yōuyùzhèng]；狂郁精神病 [kuángyù jīngshénbìng] 조울증(Manic-depressive Psychosis)
- 神经症 [shénjīngzhèng] 신경증(Neurosis)
- 精神分裂症 [jīngshén fēnlièzhèng] 정신분열증(Schizophrenia)

9) 신경

- 老年性痴呆 [lǎoniánxìng chīdāi] 노인성 치매(Alzheimer's Disease)
- 脑肿瘤 [nǎo zhǒngliú] 뇌종양(Brain Tumor)
- 痴呆症 [chīdāizhèng] 치매(Dementia)
- 脑膜炎 [nǎomóyán] 뇌막염(Meningitis)
- 偏头痛 [piāntóutòng] 편두통(Migraine)
- 紧张性偏头痛 [jǐnzhāngxìng piāntóutòng] 긴장성 편두통(Migraine Tension)

- 多发性硬化症 [duōfāxìng yìnghuàzhèng] 다발성 경화증(Multiple Sclerosis)
- 神经衰弱 [shénjīng shuāiruò] 신경쇠약증(Neurasthenia)
- 神经炎 [shénjīngyán] 신경염(Neuritis)
- 神经性疾病 [shénjīngxìng jíbìng] 신경성 질환(Neuropathy)
- 帕金森病 [pàjīnsēnbìng] 파킨슨병(Parkinson's Disease)

10) 뼈와 관절

- 关节炎 [guānjiéyán] 관절염(Arthritis)
- 粘液囊炎 [niányè nángyán] 활액낭염(Bursitis)
- 腕管综合症 [wànguǎn zōnghézhèng] 카펄 터널 신드롬(Carpal Tunnel Syndrome)
- 风症 [fēngzhèng] 통풍(Gout)
- 骨关节炎 [gǔguānjiéyán] 골관절염(Osteoarthritis)
- 骨多孔症 [gǔduōkǒngzhèng] 골다공증(Osteoporosis)
- 类风湿 [lèifēngshī] 류머티즘성 관절염(Rheumatoid Arthritis)
- 医腱炎 [yījiànyán] 건염(Tendinitis)

11) 내분비

- 糖尿病 [tángniàobìng] 당뇨병(Diabetes Mellitus)
- 血液高钙症 [xuèyè gāogàizhèng] 혈중 고칼슘증(Hypercalcemia)
- 甲状腺机能亢进症 [jiǎzhuàngxiàn jīnéng kàngjìnzhèng] 갑상선 기능 항진증(Hyperthyroidism)
- 血液低钙症 [xuèyè dīgàizhèng] 혈중 저칼슘증(Hypocalcemia)
- 脑下垂体机能低下 [nǎoxiàchuítǐ jīnéng dīxià] 뇌하수체 기능 저하증(Hypopituitarism)
- 甲状腺机能低下 [jiǎzhuàngxiàn jīnéng dīxià] 갑상선 기능 저하증(Hypothyroidism)

12) 각종 검사

- 血液检查 [xuèyè jiǎnchá] 혈액검사(Blood Tests)
- 尿检 [niàojiǎn] 소변검사(Urine Tests)
- 子宫检查 [zǐgōng jiǎnchá] 자궁검사(Pap Smear)
- 乳房检查 [rǔfáng jiǎnchá] 유방검사(Mammogram)
- 射线照相检验 [shèxiàn zhàoxiàng jiǎnchá] 방사선검사(X-ray test)
- 超声波检查 [chāoshēngbō jiǎnchá] 초음파검사(Ultrasound Test)
- 核磁共振仪 [hécí gòngzhènyí] 자기공명촬영(Magnetic Resonance Imaging)
- 断层摄影 [duàncéng shèyǐng] 단층촬영(Computed Tomography)
- 核扫描 [hé sǎomiáo] 핵의학적 스캔검사(Nuclear scans)
- 胃, 食道, 十二支肠内镜检查 [wèi, shídào, shí'èrzhīcháng nèijìng jiǎnchá] 위, 식도, 십이지장 내시경검사(Esophagogastroduenoscopy)
- 大肠内镜检查 [dàcháng nèijìng jiǎnchá] 대장내시경검사(Colonoscopy)
- 直肠内镜检查 [zhícháng nèijìng jiǎnchá] 직장내시경검사(Sigmoidoscopy)
- 心电图检查 [xīndiàndú jiǎnchá] 심전도검사(Electrocardiogram)
- 顾客监督制度 [gùkè jiāndū zhìdù] 홀터 모니터링(Holter Monitoring)
- 运动疲劳综合症检查 [yùndòng píláo zōnghézhèng jiǎnchá] 운동 스트레스검사(Exercise Stress Test)
- 倾斜席位检查 [qīngxié xíwèi jiǎnchá] 틸트 테이블검사(Tilt Table test)
- 超声波心脏摄影 [chāoshēngbō xīnzàng shèyǐng] 초음파 심장촬영술(Echocardiography)
- 肺机能检查 [fèi jīnéng jiǎnchá] 폐기능검사(Pulmonary Function Test)
- 支气管镜检查 [zhīqìguǎnjìng jiǎnchá] 기관지내시경검사(Bronchoscopy)
- 膀胱-肾脏-尿道放射线照相检验 [pángguāng-shènzàng-niàodào fàngshèxiàn zhàoxiàng jiǎnyàn] 신장-요도-방광 방사선검사(Kidney-Ureter-Bladder X-ray)

- 肾盂摄影检查 [shènyú shèyǐng jiǎnchá] 정맥을 통한 신우 촬영검사 (Intravenous Pyelogram)
- 膀胱镜检查 [pángguāngjìng jiǎnchá] 방광경검사(Cystoscopy)
- 脑电波检查 [nǎodiànbō jiǎnchá] 뇌파검사(Electroencephalography)
- 腰椎穿刺检查 [yāozhuī chuāncì jiǎnchá] 요추 천자검사(Lumbar Puncture)
- 骨盆检查 [gǔpén jiǎnchá] 골반검사(Pelvic Exam)
- 病理检查 [bìnglǐ jiǎnchá] 조직검사(Biopsy)

SECTION 3

의료실전 활용편

第1课 询问 xúnwèn

CASE 처음 외래로 방문한 환자가 접수 후 진료실을 찾아가려고 위치를 물어본다.

护士 : 您 好! 我 是护士 简。 有 什么 需要 帮助的 吗?
hùshi Nín hǎo! Wǒ shì hùshi Jiǎn. Yǒu shénme xūyào bāngzhùde ma?

患者 : 今天 初次来, 不知诊室 在 哪儿。
huànzhě Jīntiān chūcì lái, bùzhī zhěnzhì zài nǎr?

护士 : 是吗? 挂号 了 吗?
hùshi Shì ma? Guàhào le ma?

患者 : 是。预定 了 内科麦克 大夫。
huànzhě Shì. Yùdìng le nèikē Màikè dàifu.

护士 : 内科 诊室 在 5 楼。坐 前边 电梯在5 楼右转可以看到外科诊室。
hùshi Nèikē zhěnzhì zài wǔ lóu. Zuò qiánbian diàntī zài wǔ lóu yòu zhuǎn kěyǐ kàndào wàikē zhěnshì.

在外科诊室向左转不远就是内科诊室。
Zài wàikē zhěnshì xiàng zuǒ zhuǎn bù yuǎn jiù shì nèikē zhěnshì.

患者 : 在5楼外科诊室左转吗?
huànzhě Zài Wǔ lóu wàikē zhěnshì zuǒ zhuǎn ma?

护士 ： 是。
hùshi　　Shì.

患者 ： 谢谢!
huànzhě　　Xièxie!

단어

护士	hùshi	[명] 간호사
简	jiǎn	[명] (인명) 제인(Jane)
需要	xūyào	[동] 필요하다
帮助	bāngzhù	[동] 돕다
初次	chūcì	[명] 처음, 첫 번째
挂号	guàhào	[동] 등록하다, 접수시키다
预定	yùdìng	[동] 예약하다
向	xiàng	[전] ~을 향하여
远	yuǎn	[형] (공간적, 시간적으로) 멀다
访问	fǎngwèn	[동] 방문하다
内科	nèikē	[명] 내과
外科	wàikē	[명] 외과
电梯	diàntī	[명] 엘리베이터
诊室	zhěnshì	[명] 진료실
右	yòu	[명] 우측, 오른쪽
左	zuǒ	[명] 좌측, 왼쪽

문법 및 주요 표현

1. 有什么…吗?

'가지고 있다', '있다'라는 '소유'의 의미를 나타내는 동사 '有'와 의문사 '什么'(무슨), 의문조사 '吗'가 함께하여 '有什么…吗?'의 문형을 형성하며, '무슨 ~가/이 있습니까?'라는 뜻으로 표현된다.

你有什么问题吗?
Nǐ yǒu shénme wèntí ma?
당신은 무슨 문제가 있습니까?

你今天有什么心事吗?
Nǐ jīntiān yǒu shénme xīnshì ma?
당신 오늘 무슨 걱정거리가 있습니까?

吃饭有什么讲究吗?
Chīfàn yǒu shénme jiǎngjiū ma?
밥 먹는데 무슨 법칙이 있습니까?

2. 不知

'不知'는 '不知道'의 줄임말로 보통 의문사가 들어 있는 서술문 앞이나 '서술문+没有' 형태의 문장 앞에 붙여 '~을 잘 모르다'라는 의미로 쓰인다.

不知诊室在哪儿。
Bùzhī Zhěnshì zài nǎr.
진료실이 어디에 있는지 모릅니다.

不知明天几点开会。
Bùzhī míngtiān jǐ diǎn kāihuì.
내일 몇 시에 회의하는지 모릅니다.

不知他今天去了没有。
Bùzhī tā jīntiān qù le méiyǒu.
그가 오늘 갔는지 잘 모르겠어요.

3. 在

'在'는 보통 동사, 전치사, 부사로 사용된다.

동사 '在'는 '~에 있다'라는 뜻으로 사람이나 사물이 어떤 장소에 존재함을 나타낸다. 부정형은 '不在'이다.

洁仁在医院。
Jiérén zài yīyuàn.
제인은 병원에 있어요.

诊室在哪儿。
Zhěnshì zài nǎr.
진료실은 어디에 있습니까?

洁仁不在医院。
Jiérén bú zài yīyuàn.
제인은 병원에 없어요.

전치사 '在'는 장소를 나타내는 명사 앞에 쓰여 '~에서'라는 뜻을 나타낸다.

妈妈在医院工作。
Māma zài yīyuàn gōngzuò.

엄마는 병원에서 일하십니다.

这种手机在韩国很流行。
Zhè zhǒng shǒujī zài Hánguó hěn liúxíng.

이런 종류의 휴대폰이 한국에서 유행이에요.

不要在这里吸烟。
Búyào zài zhèli xīyān.

이곳에서 담배를 피우지 마세요.

부사 '在'는 동사 앞에 놓여 '~을 하고 있다, ~을 하고 있는 중이다'는 의미의 진행을 나타낸다.

他在手术。
Tā zài shǒushù.

그는 수술을 하고 있다.

他在做昨天的作业。
Tā zài zuò zuótiānde zuòyè.

그는 어제 숙제를 하고 있는 중이다.

4. 向

방향을 나타내는 전치사 '向'은 보통 방위명사 앞에 놓여 '~를 향해, ~로'라는 뜻을 나타내며, 사람을 나타내는 명사 앞에 놓여 '~에게'라는 뜻으로도 사용할 수 있다. 또한 추상명사 앞에도 사용할 수 있다.

向左转不远就是内科诊室。
Xiàng zuǒ zhuǎn bù yuǎn jiùshì nèikē zhěnshì.

왼쪽으로 돌면 가까이에 바로 내과 진료실이 있습니다.

向前看!
Xiàng qián kàn!

앞으로 나란히!

向四个现代化发展。
Xiàng sì ge xiàndàihuà fāzhǎn.

4개의 현대화를 향하여 나갑시다.

她向老师借书。
Tā xiàng lǎoshī jièshū.

그녀는 선생님께 책을 빌렸다.

我们要向他学习。
Wǒmen yào xiàng tā xuéxí.

우리는 그를 본받아야 해요.

연습문제

1. 다음 어휘들을 읽고 발음을 적으시오. (朗读下面词汇，并填写发音。)

① 护士 (　　　　　　　　)
② 需要 (　　　　　　　　)
③ 挂号 (　　　　　　　　)
④ 预定 (　　　　　　　　)
⑤ 内科 (　　　　　　　　)
⑥ 外科 (　　　　　　　　)
⑦ 电梯 (　　　　　　　　)
⑧ 诊室 (　　　　　　　　)

2. 다음 중 의미가 맞는 어휘끼리 연결하시오. (连接下列意义搭配的词。)

在 •	• 病
向 •	• 诊室
看 •	• 右
坐 •	• 电梯

3. 다음 어휘를 어순에 맞게 배열하시오. (按语序排列下面词汇。)

① 帮助 / 的 / 需要 / 有什么 / 吗

② 哪儿 / 诊室 / 不知 / 在

③ 5楼 / 诊室 / 在 / 内科

4. 다음 빈칸에 알맞은 말을 적어 넣으시오. (在下面括号内填上适当的词。)

① 我(　　)护士洁仁。

② 坐前边电梯(　　)5楼右转可以看到外科诊室。

③ 在外科诊室(　　)左转不远(　　)内科诊室。

④ (　　)5楼外科诊室左转吗？

5. 다음 문장을 큰 소리로 읽고 뜻을 적어보세요. (大声朗读下面句子，并写出它的意思。)

① 初次来

② 挂号

③ 内科诊室

④ 外科诊室

⑤ 向左转

⑥ 在5楼

⑦ 在哪儿

⑧ 谢谢

第2课 诊疗 zhěnliáo

CASE 19세 남자가 코막힘, 인후통을 호소하며 외래로 방문하였다.

护士 ： 你哪儿不舒服？
hùshi Nǐ nǎr bù shūfu?

患者 ： 鼻子不通， 流鼻涕。好象感冒了。
huànzhě Bízi bù tōng, liú bítì. Hǎoxiàng gǎnmào le.

护士 ： 请稍等。
hùshi Qǐng shāo děng.

[잠시 후]

护士 ： 金敏浩， 请进！
hùshi Jīn Mǐnhào, Qǐng jìn!

患者 ： 是。
huànzhě Shì.

医生 ： 是感冒了吗？ 从什么时候开始的？
yīshēng Shì gǎnmào le ma? Cóng shénme shíhou kāishǐde?

患者 ：从三天前开始的。鼻子不通，吐黄痰。
huànzhě Cóng sān tiān qián kāishǐde. Bízi bù tōng, tǔ huáng tán.

医生 ：给你开三天的药。多喝开水。
yīshēng Gěi nǐ kāi sān tiānde yào. Duō hē kāishuǐ.

患者 ：好的。謝謝!
huànzhě Hǎode. Xièxie!

단어

舒服	shūfu	[형] (몸, 마음이) 편안하다
鼻子不通	bízi bù tōng	[동] 코가 막히다
流鼻涕	liú bítì	[동] 콧물이 흐르다
好像	hǎoxiàng	[부] 마치 ~와 같다
感冒	gǎnmào	[명] 감기
		[동] 감기에 걸리다
稍等	shāo děng	[동] 잠깐 기다리다
进	jìn	[동] (밖에서 안으로) 들다
吐	tǔ / tù	[동] 토하다, 게우다
黄	huáng	[형] 노랗다
痰	tán	[명] 가래
开药	kāi yào	[동] 약을 처방하다
什么时候	shénme shíhòu	[대] 언제
症状	zhèngzhuàng	[명] 증상, 증후

문법 및 주요 표현

1. 好像

우리말의 '마치 …인 것 같다'에 해당하는 말로 추측이나 느낌을 표현할 때 사용한다.

我好象感冒了。
Wǒ hǎoxiàng gǎnmào le.

나는 감기에 걸린 것 같다.

我昨天好像看见你了。
Wǒ zuótiān hǎoxiàng kànjiàn nǐ le.

나는 어제 너를 본 것 같다.

他长得好像他妈妈。
Tā zhǎngde hǎoxiàng tā māma.

그는 생김새가 그의 어머니를 닮았다.

2. 请稍等

'请稍等' 혹은 '请稍候'란 형식으로 '잠시만 기다려주세요'라는 뜻을 나타낸다. 상대방에게 잠깐 동안 기다릴 것을 부탁할 때 주로 쓰이는 표현이다.

请稍等，火车马上就到。
Qǐng shāo děng, huǒchē mǎshàng jiù dào.

잠시만 기다려주세요, 기차가 곧 도착할 겁니다.

请稍候! 他一会儿会来电话的。
Qǐng shāo hòu! tā yíhuìr huì lái diànhuàde.
잠시만 기다려주세요! 그가 잠시 후에 전화할 거예요.

3. 好的

상대방의 의견이나 견해에 응대하는 말로서 '좋아, 좋다'라는 의미이다. '好'보다는 단정적이다.

好的, 就照你说的办。
Hǎode, jiù zhào nǐ shuōde bàn.
좋아요, 그럼 당신 말대로 합시다.

好的, 我就来。
Hǎode, wǒ jiù lái.
좋아요, 제가 바로 갈게요.

4. 开

'开'는 '열다, (등을) 켜다, 처방하다, 끓이다, 운전하다' 등 여러 가지 뜻으로 쓰인다.

开门!
Kāi mén!
문 열어!

请打开灯!
Qǐng dǎkāi dēng!
불 좀 켜주세요!

给你开三天的药。
Gěi nǐ kāi sāntiānde yào.

당신에게 약 3일분을 처방해드릴게요.

多喝开水。
Duō hē kāishuǐ.

따뜻한 물을 많이 마시세요.

对不起，我不会开车。
Duìbuqǐ, wǒ bú huì kāichē.

죄송합니다, 저는 운전을 못 합니다.

연습문제

1. 다음 어휘들을 읽고 발음을 적으시오. (朗读下面词汇，并填写发音。)

① 舒服 (　　　　　　)
② 好像 (　　　　　　)
③ 感冒 (　　　　　　)
④ 痰 (　　　　　　)
⑤ 什么时候 (　　　　　　)
⑥ 症状 (　　　　　　)
⑦ 吐 (　　　　　　)
⑧ 黄 (　　　　　　)

2. 다음 어휘를 어순에 맞게 배열하시오. (按语序排列下面词汇。)

① 不 / 哪儿 / 你 / 舒服

② 什么 / 从 / 开始的 / 时候

③ 药 / 三天 / 开 / 给 / 你 / 的

3. 문장의 해석을 보고 다음 빈칸에 알맞은 말을 적어 넣으시오.
(在下面括号内填上适当的词。)

① 어디가 불편하십니까? 你(　　　)不舒服?
② 감기에 걸린 것 같습니다. (　　　)感冒了。
③ 감기 걸린 겁니까? (　　　)感冒了吗?
④ 따뜻한 물을 많이 드세요. (　　　)喝开水。

4. 다음 문장을 큰 소리로 읽고 뜻을 적어보세요. (朗读下面句子, 并写出它的意思。)

① 不舒服
② 流鼻涕
③ 请稍等
④ 鼻子不通
⑤ 吐黄痰
⑥ 多喝开水

5. 다음 문장을 모방하여 밑줄 친 어휘를 넣어 말을 만들어보세요.
(模仿下列句子, 利用画横线的词语造句。)

① 从什么时候开始的?

② 多喝开水。

③ 好象感冒了。

第3课 急诊室 jízhěnshì

CASE 40대 여성이 피를 토하여 119를 통해 응급실을 방문하였다.

护　士：迈肯吐血了，对吗?
hùshi　Màikěn tùxiě le, duì ma?

看护人：对。迈肯吃完晚饭看电视，突然说恶心，然后吐血了。
kānhùrén　Duì. Màikěn chīwán wǎnfàn kàn diànshì, tūrán shuō ěxīn, ránhòu tùxiě le.

护　士：有血块儿吗?
hùshi　Yǒu xuè kuàir ma?

看护人：有，是和食物一起吐出来的。
kānhùrén　Yǒu, shì hé shíwù yìqǐ tùchūlái de.

护　士：量有多少?
hùshi　Liàng yǒu duōshǎo?

看护人：吐两遍，有纸杯那么多。
kānhùrén　Tù liǎng biàn, yǒu zhǐbēi nàme duō.

护　士：洗胃后看一下出血的程度，以后打算进行检查和治疗。
hùshi　Xǐ wèi hòu kàn yíxià chūxiěde chéngdù, yǐhòu dǎsuan jìnxíng jiǎnchá hé zhìliáo.

看护人：很严重吗?
kānhùrén　Hěn yánzhòng ma?

护　士：看结果再告诉你吧。不用太担心。
hùshi　Kàn jiéhuǒ zài gàosu nǐ ba. Búyòng tài dānxīn.

단어

吐血	tù xiě	[동] 피를 토하다
血	xiě	[명] 피
电视	diànshì	[명] 텔레비전
突然	tūrán	[부] 갑자기, 문득
恶心	ěxin	[동] 구역질이 나다
然后	ránhòu	[접] 그런 후에
食物	shíwù	[명] 음식물
一起	yìqǐ	[부] 같이, 더불어
出来	chūlai	[동] (안에서 밖으로) 나오다
遍	biàn	[양] 번, 차례, 회
程度	chéngdù	[명] 정도
打算	dǎsuan	[동] ~할 생각이다
进行	jìnxíng	[동] 앞으로 나아가다, 진행하다
检查	jiǎnchá	[동] 검사하다, 섬섬하다
治疗	zhìliáo	[동] 치료하다
结果	jiéguǒ	[명] 결과, 성과
担心	dānxīn	[동] 염려하다, 걱정하다
晚饭	wǎnfàn	[명] 저녁밥

块	kuài	[명] 덩어리
纸杯	zhǐbēi	[명] 종이컵
出血	chūxiě	[동] 출혈하다, 피가 나다
洗胃	xǐwèi	[동] 위를 세척하다

문법 및 주요 표현

1. V + 完

'完'은 결과보어로, 동사 '吃, 看, 用, 听, 说' 등의 뒤에 쓰여 '모두 소모하다, 완성하다'라는 뜻을 나타낸다.

我吃完饭了。
Wǒ chīwán fàn le.

나는 밥을 다 먹었다.

他们看完电影了。
Tāmen kànwán diànyǐng le.

그들은 영화를 다 보았다.

肥皂都用完了。
Féizào dōu yòngwán le.

비누를 모두 다 썼다.

2. 吐出来

동사 '吐'와 방향보어 '出来'가 결합된 형태로, 여기서 '出来'는 동작 '吐'의 행위가 안에서 바깥으로 행해짐을 나타내는 역할을 한다. 방향보어는 동사나 형용사 뒤에서 동작이나 상태의 방향을 보충 설명해주는 역할을 하는 문장성분으로 단순방향보어와 복합방향보어로 나뉜다. 먼저 단순방향보어는 다음과 같이 동사나 형용사 뒤에 방향이나 이동을 나타내는 동사를 덧붙인 형태이다.

V + 上 / 下 / 进 / 出 / 回 / 过 / 起 or 来 / 去

搬上	拿进	走回	搬来	拿去
bānshàng	nájìn	zǒuhuí	bānlái	náqù

복합방향보어는 7가지 단순방향동사 뒤에 다시 '来' 혹은 '去'를 덧붙인 형태이다. 말하는 사람이나 말하고 있는 사물을 향하여 동작이 진행될 경우에는 '来'를 쓰고, 그 반대일 경우에 '去'를 쓴다.

V + 上 / 下 / 进 / 出 / 回 / 过 / 起 + 来 / 去

吐出来	搬上来	走下去	拿进去
tǔchūlai	bānshànglái	zǒuxiàqù	nájìnqù

3. 一下

동사 뒤에 '一下'(좀, 한번)를 붙여 앞의 동사가 나타내는 동작이나 행위의 횟수가 적거나 단시간에 이뤄지는 것을 나타낸다.

洗胃后看一下出血的程度。
Xǐ wèi hòu kàn yíxià chūxiěde chéngdù.
위를 세척한 후에 출혈상태를 한 번 살펴봅시다.

说一下你的姓名。
Shuō yíxià nǐde xìngmíng.
이름을 말씀해주세요.

请记录一下你的家庭状况。
Qǐng jìlù yíxià nǐde jiātíng zhuàngkuàng.
당신의 가정형편에 대해 기록해주세요.

4. 再

한 동작이 끝나고 다른 동작이 시작되는 것을 나타내며 우리말의 '다시, 또'라는 뜻이다. 종종 '先'과 함께 '先…, 再~'의 형식으로 사용되는데 '먼저 …을 하고 난 다음에 ~을 하다'라는 뜻이다.

看结果再告诉你吧。
Kàn jiéguǒ zài gàosu nǐ ba.
결과를 보고 다시 당신에게 알려줄게요.

吃完晚饭再看电影吧。
Chīwán wǎnfàn zài kàn diànyǐng ba.
저녁밥을 다 먹고 다시 영화를 봅시다.

先考虑考虑，然后再做决定。
Xiān kǎolǜkǎolǜ, ránhòu zài zuò juédìng.

먼저 생각 좀 한 연후에 결정할게요.

5. 多少

수를 물을 때 사용하는 의문대명사로 주로 정해지지 않은 수량이나 10 이상의 많은 수를 물을 때 사용한다. 그러나 시간이나 날짜 등은 10 이상의 수일지라도 습관적으로 의문대명사 '几'를 사용하여 묻는다.

几 + 양사 → 몇. 10 미만의 수를 물을 때 사용
多少 + (양사) → 얼마. 10 이상의 수를 물을 때 사용

量有多少?
Liàng yǒu duōshao?

양은 얼마나 됩니까?

你们医院里有多少医生?
Nǐmen yīyuànli yǒu duōshao yīshēng?

너희 병원에 의사가 얼마나 되니?

今天几月几号?
Jīntiān jǐ yuè jǐ hào?

오늘은 몇 월 며칠이니?

연습문제

1. 다음 어휘들을 읽고 발음을 적으시오. (朗读下面词汇，并填写发音。)

① 吐血 (　　　　　　　　)
② 突然 (　　　　　　　　)
③ 恶心 (　　　　　　　　)
④ 食物 (　　　　　　　　)
⑤ 检查 (　　　　　　　　)
⑥ 治疗 (　　　　　　　　)
⑦ 担心 (　　　　　　　　)
⑧ 出血 (　　　　　　　　)

2. 다음 어휘를 어순에 맞게 배열하시오. (按语序排列下面词汇。)

① 电视 / 迈肯 / 完 / 吃 / 晚饭 / 看

② 吐 / 一起 / 和 / 食物 / 是 / 出来的

③ 结果 / 看 / 告诉 / 再 / 你 / 吧

3. 다음 빈칸에 알맞은 말을 적어 넣으시오. (在下面括号内填上适当的词。)

① 有纸杯(　　)多。　　　　(종이컵 정도의 양이에요.)

② 不(　　)太担心。 (너무 걱정할 필요 없습니다.)

③ 以后打算进行检查(　　)治疗。(이후에 검사와 치료를 할 예정입니다.)

4. 다음 문장을 큰 소리로 읽고 뜻을 적어보세요. (朗读下面句子，并写出它的意思。)

① 吃完晚饭

② 吐血

③ 吐两遍

④ 吐出来

⑤ 很严重

⑥ 太担心

第4课 住院(1) zhùyuàn(yī)

CASE 30대 남자 환자가 복강경으로 담석 제거술을 받기 위해 입원을 하였다.

护士 ： 你好！我是担当护士李雪尔。
hùshi　Nǐ hǎo! Wǒ shì dāndāng hùshi Lǐ Xuě'ěr.

史密斯的住院期间我会协助。问您几个问题可以吗？
Shǐmìsī de zhùyuàn qījiān wǒ huì xiézhù. Wèn nín jǐ ge wèntí kěyǐ ma?

患者 ： 可以。
huànzhě　Kěyǐ.

护士 ： 现在有服用的药吗？
hùshi　Xiànzài yǒu fúyòngde yào ma?

患者 ： 没有。但是服用维生素。
huànzhě　Méiyoǔ. Dànshì fúyòng wéishēngsù.

护士 ： 过去有住院或手术的经历吗？
hùshi　Guòqù yǒu zhùyuàn huò shǒushùde jīnglì ma?

患者 ： 八年前做过阑尾手术。
huànzhě　Bā nián qián zuòguo lánwěi shǒushù.

护士 ： 烟酒一天一般用多少?
hùshi　Yān jiǔ yì tiān yìbān yòng duōshao?

患者 ： 一天一盒烟， 但不喝酒。
huànzhě　Yì tiān yì hé yān, dàn bù hē jiǔ.

护士 ： 直系家属中有患者吗?
hùshi　Zhíxì jiāshǔ zhōng yǒu huànzhě ma?

患者 ： 父亲有高血压。
huànzhě　Fùqīn yǒu gāoxuèyā.

护士 ： 谢谢您的合作。
hùshi　Xièxie nínde hézuò.

단어

期间	qījiān	[명] 기간, 시간
协助	xiézhù	[동] 협조하다, 거들어주다
问题	wèntí	[명] 문제
服用	fúyòng	[동] (약이나 보신제를) 먹다, 복용하다
维生素	wéishēngsù	[명] 비타민
住院	zhùyuàn	[동] 입원하다
手术	shǒushù	[동] 수술하다
经历	jīnglì	[동] 몸소 겪다, 체험하다
阑尾	lánwěi	[명] 맹장
烟酒	yānjiǔ	[명] 담배와 술
合作	hézuò	[동] 합작하다
患者	huànzhě	[명] 환자, 병자
直系	zhíxì	[명] 직계
高血压	gāoxiěyā	[명] 고혈압

문법 및 주요 표현

1. 可以

조동사 '可以'는 '~해도 좋다'는 허가의 의미를 나타내거나 '~할 수 있다'는 가능의 의미를 나타낼 때 사용한다. 또 다른 사람에게 공손하게 부탁하거나 도움을 요청할 때도 사용된다. 가능이나 허가의 부정으로는 '~할 수 없다'는 의미의 '不能'을 쓰고, '不可以'는 금지의 의미로 사용되므로 두 형식을 혼용하지 않도록 주의해야 한다.

我可以吸烟吗?
Wǒ kěyǐ xīyān ma?
담배 피워도 되겠습니까?

他今天不能回来。
Tā jīntiān bù néng huílái.
그는 오늘 돌아올 수 없습니다.

这事儿不可以做。
Zhè shìr bù kěyǐ zuò.
이 일은 해서는 안됩니다.

2. 但是

문장의 전환을 나타내며 종종 '虽然'과 호응하여 '비록 …이지만 ~하다'는 뜻을 나타낸다. 앞구절의 사실과 다른 뒷구절의 사실을 강조한다.

不吃什么药，但是服用维生素。
Bù chī shénme yào, dànshì fúyòng wéishēngsù.

무슨 약을 먹진 않지만, 비타민은 복용하고 있어요.

虽然做了CT检查，但是还是没有确定是什么病。
Suīrán zuò le CT jiǎnchá, dànshì háishì méiyǒu quèdìng shì shénme bìng.

비록 CT검사를 했지만, 아직 어떤 병인지 확인되지 않아요.

虽然他看过这个电影，但是今天又看了一遍。
Suīrán tā kànguò zhè ge diànyǐng, dànshì jīntiān yòu kàn le yí biàn.

그는 비록 이 영화를 본 적이 있지만 오늘 다시 한 번 보았다.

3. 会

가능성을 나타내는 조동사 '会'는 우리말의 '~일 것이다'에 해당한다. 부사 '一定'과 잘 호응하여 쓰인다.

史密斯的住院期间我会协助。
Shǐmìsī de zhùyuàn qījiān wǒ huì xiézhù.

스미스가 입원하는 기간 동안 제가 도울 것입니다.

下场比赛，你会参加吗?
Xià chǎng bǐsài, nǐ huì cānjiā ma?

다음 시합에 참가할 것입니까?

他一定会完成任务的。
Tā yídìng huì wánchéng rènwùde.

그는 꼭 임무를 완성할 것이다.

연습문제

1. 다음 어휘들을 읽고 발음을 적으시오. (朗读下面词汇，并填写发音。)

① 期间 (　　　　　　)

② 维生素 (　　　　　　)

③ 住院 (　　　　　　)

④ 手术 (　　　　　　)

⑤ 服用 (　　　　　　)

⑥ 阑尾 (　　　　　　)

⑦ 患者 (　　　　　　)

⑧ 高血压 (　　　　　　)

2. 다음 어휘를 어순에 맞게 배열하시오. (按语序排列下面词汇。)

① 可以 / 问 / 几个 / 您 / 问题 / 吗

② 服用 / 现在 / 有 / 的 / 药 / 吗

③ 阑尾 / 八年 / 前 / 做 / 手术 / 过

④ 住院 / 过去 / 有 / 或 / 手术 / 的 / 经历 / 吗

3. 다음 빈칸에 알맞은 말을 적어 넣으시오. (在下面括号内填上适当的词。)

① Smith씨의 입원기간 동안 제가 도움을 드릴 거예요.
史密斯的住院期间我(　　　　　　　　)协助。

② 이전에 입원이나 수술을 하신 적이 있으신가요?
过去有住院(　　　　　　　　)手术的经历吗？

③ 담배나 술은 하루 어느 정도 하시나요?
烟酒一天(　　　　　　　　)用多少？

④ 아버지께서 고혈압이 있으세요.
父亲(　　　　　　　　)高血压。

4. 다음 문장을 큰 소리로 읽고 뜻을 적어보세요. (朗读下面句子，并写出它的意思。)

① 服用维生素
② 不喝酒
③ 直系家属
④ 一天一盒
⑤ 谢谢合作
⑥ 有高血压

第5课 住院(2) zhùyuàn(èr)

> **CASE** 환자는 소화불량과 체중감소가 지속되어 자세한 검사를 위해 오늘 입원하였다.

护士 ： 你好！我是担当护士李敏正。
hùshi　Nǐ hǎo! Wǒ shì dāndāng hùshi Lǐ Mǐnzhèng.

患者 ： 你好！
huànzhě　Nǐ hǎo!

护士 ： 有什么需要或想呼叫护士的话请摁床下呼叫按钮。
hùshi　Yǒu shénme xūyào huò xiǎng hūjiào hùshide huà qǐng èn chuángxià hūjiào ànniǔ.

按呼叫按钮的话会传到我的传呼机。
Àn hūjiào ànniǔde huà huì chuándào wǒde chuánhūjī.

传呼机有信号的话，我会立即赶来。祝您晚安！
Chuánhūjī yǒu xìnhàode huà, wǒ huì lìjí gǎnlái. Zhù nín wǎn'ān!

단어

摁	èn	[동] (손가락으로) 누르다
按钮	ànniǔ	[명] 버튼, 스위치
传呼机	chuánhūjī	[명] 무선 호출기
信号	xìnhào	[명] 신호, 사인
立即	lìjí	[부] 곧, 즉시
赶	gǎn	[동] 서두르다, 뒤쫓다

문법 및 주요 표현

1. 或

선택관계를 나타내며 '혹은, 아니면'이라는 뜻이다.

有什么需要或想呼叫护士的话请摁床下呼叫按钮。
Yǒu shénme xūyào huò xiǎng hūjiào hùshide huà qǐng èn chuángxià hūjiào ànniǔ.
필요한 것이 있거나 간호사를 부르고 싶으면 침대 아래 호출버튼을 누르세요.

吃药的时候不准吸烟或喝酒。
Chīyàode shíhou bùzhǔn xīyān huò hējiǔ.
약을 먹을 때 담배 피거나 술을 마시면 안됩니다.

坐飞机或购买免税品时必须携带护照。
Zuò fēijī huò gòumǎi miǎnshuìpǐn shí bìxū xiédài hùzhào.
비행기를 타거나 면세점에서 물건을 살 때 반드시 여권이 있어야 합니다.

2. 祝

동사 '祝'은 상대방에게 좋은 일을 빌어줄 때 주로 사용한다.

祝你生日快乐!
Zhù nǐ shēngrì kuàilè!
생일 축하합니다!

祝周末愉快!
Zhù zhōumò yúkuài!
즐거운 주말 보내세요!

祝万事如意!
Zhù wàn shì rú yì!
모든 일이 뜻대로 이루어지기 바랍니다!

3. 立即

아주 짧은 시간 안에 바로 어떤 동작을 하는 것을 나타내는 말로, 우리말의 '즉시, 바로, 당장'에 해당하며, '马上', '立刻', '赶快'와 같은 의미이다.

他会立即赶来。
Tā huì lìjí gǎnlái.
그가 곧 달려올 것이다.

事情很严重，你现在立即给他打个电话。
Shìqing hěn yánzhòng, nǐ xiànzài lìjí gěi tā dǎ ge diànhuà.
일이 위급하니 너는 지금 바로 그에게 전화해라.

一旦有什么问题，立即告诉我。
Yídàn yǒu shénme wèntí lìjí gàosu wǒ.
일단 무슨 문제가 있으면, 바로 나에게 알려라.

4. ~的话

우리말의 '만약 ~라면'에 해당하는 말로, 앞구절에서는 상황을 가정하고, 뒷구절에서는 가정된 상황에서 발생할 결과나 추측을 나타낸다. 주로 '要是', '如果' 등과 호응하며, 뒷구절에서 '就'나 '会' 등으로 받는다.

传呼机有信号的话，我会立即赶来。
Chuánhūjī yǒu xìnhàode huà, wǒ huì lìjí gǎnlái.
호출기에 신호가 오면, 제가 바로 올 것입니다.

你明天有事的话，就不用来了。
Nǐ míngtiān yǒu shìde huà, jiù búyòng lái le.
만약 내일 일이 있으면 올 필요가 없어요.

衣服太大的话可以换个小的。
Yīfu tài dàde huà kěyǐ huàn ge xiǎode.
옷이 너무 크면 작은 것으로 교환할 수 있어요.

如果你们都去游泳的话，我就去游泳。
Rúguǒ nǐmen dōu qù yóuyǒngde huà, wǒ jiù qù yóuyǒng.
만약 너희들 모두 수영하러 가면 나도 수영하러 갈 거야.

5. 晚安

밤에 잠자기 전에 '안녕히 주무세요'라고 하는 인사말이다.

연습문제

1. 다음 어휘들을 읽고 발음을 적으시오. (朗读下面词汇，并填写发音。)

① 担当　(　　　　　　　　)
② 呼叫　(　　　　　　　　)
③ 摁　　(　　　　　　　　)
④ 按钮　(　　　　　　　　)
⑤ 传呼机 (　　　　　　　　)
⑥ 信号　(　　　　　　　　)
⑦ 立即　(　　　　　　　　)
⑧ 赶来　(　　　　　　　　)

2. 다음 어휘를 어순에 맞게 배열하시오. (按语序排列下面词汇。)

① 是 / 李敏正 / 护士 / 我

② 摁 / 请 / 呼叫按钮 / 床下

③ 赶来 / 立即 / 会 / 我

3. 다음 빈칸에 알맞은 말을 적어 넣으시오. (在下面括号内填上适当的词。)

① 有什么需要(　　　)想叫护士的话请摁床下呼叫按钮。

② 按呼叫按钮(　　　)会传到我的传呼机。

③ 我(　　　)立即赶来。

4. 다음 문장을 큰 소리로 읽고 뜻을 적어보세요. (朗读下面句子，并写出它的意思。)

① 摁呼叫按钮

② 传到传呼机

③ 有什么需要

④ 外科诊室

⑤ 有信号的话

⑥ 祝您晚安

⑦ 立即赶来

⑧ 我是护士

第6课 X-ray检查 X-rayjiǎnchá

CASE 27세 여자가 교통사고로 응급실에 내원하였다.

护士 : 现在怀疑大腿骨折，需要拍X-ray。或许有怀孕的可能吗?
hùshi Xiànzài huáiyí dàtuǐ gǔzhé, xūyào pāi X-ray. Huòxǔ yǒu huáiyùnde kěnéng ma?

患者 : 不，没有怀孕的可能。
huànzhě Bù, méiyǒu huáiyùnde kěnéng.

护士 : 手饰摘下来，内衣脱掉换成检查服后，进行X-ray摄影。
hùshi Shǒushì zhāixiàlái, nèiyī tuōdiào huànchéng jiǎncháfú hòu, jìnxíng X-ray shèyǐng.

患者 : 大腿很疼，怎么走到检查室呢?
huànzhě Dàtuǐ hěn téng, zěnme zǒudào jiǎncháshì ne?

护士 : 用床移动。
hùshi Yòng chuáng yídòng.

看护人 : 检查结果什么时候出来?
kānhùrén Jiǎnchá jiéguǒ shénme shíhou chūlái?

护士 : x ray检查结果马上出来。结果一出来就会通知你的。
hùshi X-ray jiǎnchá jiéguǒ mǎshàng chūlái. Jiéguǒ yì chūlái jiù huì tōngzhī nǐde.

[검사결과가 나온 후]

医生 : 大腿右边有轻度的单纯骨折。打石膏绷带就可以了。
yīshēng Dàtuǐ yòubian yǒu qīngdùde dānchún gǔzhé. Dǎ shígāo bēngdài jiù kěyǐ le.

患者 : 打石膏绷带期间怎么步行?
huànzhě Dǎ shígāo bēngdài qījiān zěnme bùxíng?

医生 : 打石膏绷带期间要使用拐杖步行。
yīshēng Dǎ shígāo bēngdài qījiān yào shǐyòng guǎizhàng bùxíng.

단어

怀疑	huáiyí	[동] 의심하다
大腿	dàtuǐ	[명] 허벅지
拍	pāi	[동] (사진을) 찍다
或许	huòxǔ	[부] 아마도
摘	zhāi	[동] 벗다, 따다
摄影	shèyǐng	[동] 사진을 찍다
内衣	nèiyī	[명] 속옷
脱	tuō	[동] (옷을) 벗다
疼	téng	[형] 아프다
检查	jiǎnchá	[동] 검사하다
移动	yídòng	[동] 옮기다, 움직이다
结果	jiéguǒ	[명] 결과, 성과
通知	tōngzhī	[동] 통지하다, 알리다
轻度	qīngdù	[형] 적은, 미미한, 약한

单纯	dānchún	[부] 오로지, 단순히
		[형] 단순하다
骨折	gǔzhé	[동] 골절되다
绷带	bēngdài	[명] 붕대
步行	bùxíng	[동] 보행하다
拐杖	guǎizhàng	[명] 목발
怀孕	huáiyùn	[동] 임신하다

문법 및 주요 표현

1. 下来

동사 뒤에서 이탈, 분리됨을 나타내는 방향보어이다.

把手饰摘下来。
Bǎ Shǒushì zhāi xiàlai.

액세서리를 떼어내세요.

衣服全都要脱下来。
Yīfu quándōu yào tuō xiàlái.

옷을 전부 벗어야 합니다.

把螺丝拆下来，保管起来。
Bǎ luósī chāi xiàlái bǎoguǎn qǐlái.

나사를 풀어 보관해두세요.

2. 怎么

'怎么'는 '어떻게'의 의미로, 방법이나 수단, 성질, 상태를 묻는 의문대명사이다.

大腿很疼，怎么走到检查室呢?
Dàtuǐ hěn téng, zěnme zǒu dào jiǎncháshì ne?
대퇴가 너무 아픈데, 어떻게 걸어서 검사실에 갑니까?

今天天气怎么一回事，一会儿热，一会儿冷。
Jīntiān tiānqì zěnme yì huí shì, yíhuìr rè, yíhuìr lěng.
오늘 날씨는 어떻게 된 일인지 더웠다 추웠다 하네요.

圣诞节你打算怎么过?
Shèngdànjié nǐ dǎsuan zěnme guò?
크리스마스를 어떻게 보낼 거니?

3. 或许

아직 일어나지 않은 일에 대한 추측으로 '혹시, 아마도'로 번역된다.

或许有怀孕的可能吗?
Huòxǔ yǒu huáiyùnde kěnéng ma?
혹시 임신했을 가능성도 있나요?

他今儿或许来过了。
Tā jīnr huòxǔ láiguo le.
그는 아마 오늘 왔을 거야.

他今天不接电话，或许是出差了。
Tā jīntiān bù jiē diànhuà, huòxǔ shì chūchāi le.
그는 오늘 전화를 안 받는데 아마 출장 갔을 것이다.

4. 成

동사 뒤에 쓰여 변화가 생기거나 성공했음을 나타내는 결과보어이다.

内衣脱掉换成检查服后，进行X-ray摄影。
Nèiyī tuōdiào huànchéng jiǎncháfú hòu, jìnxíng X-ray shèyǐng.
내의를 벗고 검사복으로 갈아입은 후 X-ray 촬영을 진행합니다.

他还没去成万里长城。
Tā hái méi qùchéng Wànlǐchángchéng.
그는 아직 만리장성에 가보지 못했다.

他很厉害，用冰做成了宫殿。
Tā hěn lìhai, yòng bīng zuòchéng le gōngdiàn.
얼음으로 궁전을 만들다니 그는 정말 대단해.

연습문제

1. 다음 어휘들을 읽고 발음을 적으시오. (朗读下面词汇，并填写发音。)

① 怀疑 (　　　　　　)
② 大腿 (　　　　　　)
③ 摄影 (　　　　　　)
④ 检查 (　　　　　　)
⑤ 移动 (　　　　　　)
⑥ 单纯 (　　　　　　)
⑦ 拐杖 (　　　　　　)
⑧ 怀孕 (　　　　　　)

2. 다음 어휘를 어순에 맞게 배열하시오. (按语序排列下面词汇。)

① 检查 / 出来 / 结果 / 什么时候

② 怎么 / 打 / 石膏 / 期间 / 绷带 / 步行

③ 单纯 / 大腿 / 右边 / 骨折 / 有轻度的

3. 다음 빈칸에 알맞은 말을 적어 넣으시오. (在下面括号内填上适当的词。)

① 或许(　　)怀孕的可能吗?
② 打石膏绷带(　　)可以了。

③ 内衣脱掉换(　　　)检查服。

④ 打石膏绷带期间(　　　)使用拐杖步行。

4. 다음 문장을 큰 소리로 읽고 뜻을 적어보세요. (朗读下面句子，并写出它的意思。)

① 有怀孕的可能

② 摘下来

③ 大腿很疼

④ 用床移动

⑤ 检查结果

⑥ 马上出来

⑦ 通知你

⑧ 怎么步行

5. 다음 문장을 모방하여 밑줄 친 어휘를 넣어 말을 만들어보세요.
(模仿下列句子利用画横线的词语造句。)

① 怎么走到检查室呢?

② 我会立即赶来。

③ 八年前做过阑尾手术。

第7课 CT检查 CT jiǎnchá

CASE 복부의 심한 통증을 호소하는 환자의 진단을 위해 복부 CT 촬영 전 조영제 동의서를 받는다.

护士 ： 这同意书是同意通过静脉注射造影剂的许可。
hùshi　Zhè tóngyìshū shì tóngyì tōngguò jìngmài zhùshè zàoyǐngjìde xǔkě.

患者 ： 什么意思?
huànzhě　Shénme yìsi?

护士 ： CT摄像之前，为往静脉注射碘而得的许可。
hùshi　CT shèxiàng zhī qián, wèi wǎng jìngmài zhùshè diǎn ér déde xǔkě.

造影剂在体内扩散有助于我们更清楚地看到体内各种器官。
Zàoyǐngjì zài tǐnèi kuòsàn yǒuzhù yú wǒmen gèng qīngchude kàndào tǐnèi gèzhǒng qìguān.

患者 ： 知道了。没有副作用吗?
huànzhě　Zhīdao le. Méiyǒu fùzuòyòng ma?

护士 ： 有副作用。恶心，有时呕吐。孕妇必须向医生或放射线职员告知是否怀孕。
hùshi　Yǒu fùzuòyòng. Ěxīn, yǒushí ǒutù。Yùnfù bìxū xiàng yīshēng huò fàngshèxiàn zhíyuán gàozhī shìfǒu huáiyùn.

患者：我懂了。我没怀孕。
huànzhě Wǒ dǒng le. Wǒ méi huáiyùn.

护士：有海藻类过敏症吗?
hùshi Yǒu hǎizǎo lèi guòmǐnzhèng ma?

患者：没有。
huànzhě Méiyǒu.

护士：若同意的话，请在同意栏内签名。拒绝的话，不能进行检查。
hùshi Ruò tóngyìde huà, qǐng zài tóngyì lán nèi qiānmíng. Jùjuéde huà, bù néng jìnxíng jiǎnchá.

단어

同意书	tóngyìshū	[명] 동의서
静脉	jìngmài	[명] 정맥
注射	zhùshè	[명] [동] 주사, 주사하다
造影剂	zàoyǐngjì	[명] 조영제
许可	xǔkě	[동] 허가하다
摄像	shèxiàng	[동] 촬영하다, 녹화하다
碘	diǎn	[명] 요오드
扩散	kuòsàn	[동] 퍼뜨리다, 확산하다
清楚	qīngchu	[형] 분명하다, 뚜렷하다
各种	gèzhǒng	[형] 각종의, 갖가지의
器官	qìguān	[명] 기관
副作用	fùzuòyòng	[명] 부작용

문법 및 주요 표현

1. ~之前

고대 중국어에서 '之'는 '的'(~의)의 뜻이며, '前'은 '以前'(~이전)의 의미이다. 즉 '~(의) 이전에'라는 뜻이다.

在毕业之前一定要把论文写完。
Zài bìyè zhī qián yídìng yào bǎ lùnwén xiěwán.
졸업 전에 반드시 논문을 완성해야 합니다.

出院以前要把医药费全部交齐。
Chūyuàn yǐqián yào bǎ yīyàofèi quánbù jiāoqí.
퇴원 전에 입원비용을 전부 지불해야 합니다.

CT摄像之前，为往静脉注射碘而得的许可。
CT shèxiàng zhī qián, wèi wǎng jìngmài zhùshè diǎn ér déde xǔkě.
CT 촬영 전에, 정맥주사를 놓기 위해 받는 허가서입니다.

2. 为… 而~

어떠한 목적을 위해서 어떤 일을 하는 것을 표현한다.

CT摄像之前，为往静脉注射碘而得的许可。
CT shèxiàng zhī qián, wèi wǎng jìngmài zhùshè diǎn ér déde xǔkě.
CT 촬영 전에 정맥주사를 놓기 위해 받는 허가서입니다.

大学生毕业后为找工作而四处奔跑。
dàxuéshēng bìyè hòu wèi zhǎo gōngzuò ér sìchù bēnpǎo.
대학생은 졸업 후 취업하기 위해서 이리저리 쫓아다닙니다.

为了更好的管理学生，而制定了严格的规章制度。
Wèi le gèng hǎode guǎnlǐ xuésheng, ér zhìdìng le yángéde guīzhāng zhìdù.

학생들을 더 잘 관리하기 위해 엄격한 규정을 제정하였다.

연습문제

1. 다음 어휘들을 정확하게 읽고 발음과 뜻을 적으시오.
(正确朗读下面词汇，填写发音和意思。)

① 同意书 (　　　　　,　　　　　)
② 静脉 (　　　　　,　　　　　)
③ 造影剂 (　　　　　,　　　　　)
④ 扩散 (　　　　　,　　　　　)
⑤ 副作用 (　　　　　,　　　　　)
⑥ 器官 (　　　　　,　　　　　)

2. 다음 어휘를 어순에 맞게 배열하시오. (按语序排列下面词汇。)

① 海藻类 / 过敏症 / 有 / 吗

② 注射 / 为 / 往 / 许可 / 而得的 / 静脉 / 碘

③ 签名 / 若 / 的话 / 同意 / 请 / 同意栏内 / 在

3. 다음 빈칸에 알맞은 말을 적어 넣으시오. (在下面括号内填上适当的词。)

① 我(　　　　)怀孕。
② 有助于我们更清楚地看(　　　　)体内各种器官。

③ 孕妇必须向医生(　　　　)放射线职员告知是否怀孕。

④ 拒绝(　　　　)不能进行检查。

4. 다음 문장을 큰 소리로 읽고 뜻을 적어보세요. (朗读下面句子，并写出它的意思。)

① 海藻类

② 过敏症

③ 清楚地看到

④ 有时呕吐

⑤ 同意栏

⑥ 进行检查

⑦ 摄像之前

⑧ 拒绝的话

第8课 胃镜检查 wèijìngjiǎnchá

CASE 정기검진을 위해 50대 남성이 대장내시경을 하러 왔다.

护士 : 詹姆斯，请进!
hùshi Zhānmǔsī, qǐng jìn!

患者 : 您好!
huànzhě Nín hǎo!

护士 : 您好! 詹姆斯要做肠内胃镜检查。
hùshi Nín hǎo! Zhānmǔsī yào zuò cháng nèi wèijìng jiǎnchá.

患者 : 检查过程痛吗?
huànzhě Jiǎnchá guòchéng tòng ma?

护士 : 是，肠内注入瓦斯时会感觉疼痛和不便。
hùshi Shì, chángnèi zhùrù wǎsī shí huì gǎnjué téngtòng hé búbiàn.

患者 : 不太疼就好了。
huànzhě Bú tài téng jiù hǎo le.

护士 : 不要紧张。请躺在床上向着左侧，然后把右腿弯曲到腹部。
hùshi Búyào jǐnzhāng. Qǐng tǎng zài chuángshang xiàngzhe zuǒcè, Ránhòu bǎ yòutuǐ wānqūdào fùbù.

患者 ： 好的。
huànzhě　Hǎode.

护士 ： 好，现在开始检查。
hùshi　Hǎo, xiànzài kāishǐ jiǎnchá.

단어

詹姆斯	Zhānmǔsī	[명] (인명) 제임스(James)
肠	cháng	[명] 창자, 장
胃镜	wèijìng	[명] 위 내시경
过程	guòchéng	[명] 과정
注入	zhùrù	[동] 주입하다
瓦斯	wǎsī	[명] 기체, 가스
感觉	gǎnjué	[동] 느끼다, 생각하다
疼痛	téngtòng	[형] 아프다
不便	búbiàn	[형] 불편하다
紧张	jǐnzhāng	[형] 긴장하다, 불안하다
躺	tǎng	[동] 눕다
左侧	zuǒcè	[명] 좌측
右腿	yòutuǐ	[명] 오른쪽 다리
弯曲	wānqū	[동] 구부리다, 휘다
腹部	fùbù	[명] 복부
大肠	dàcháng	[명] 대장

문법 및 주요 표현

1. 不要

부사 '不要'는 '~하지 마세요'라는 뜻으로 금지나 권유를 나타낸다.

不要紧张。
Búyào jǐnzhāng.
긴장하지 마세요.

不要开着电视睡觉。
Búyào kāizhe diànshì shuìjiào.
텔레비전을 켜놓고 주무시지 마세요.

晚上不要吃太多的东西。不然减不了肥。
Wǎnshang búyào chī tài duōde dōngxi. Bùrán jiǎnbuliǎo féi.
저녁에 너무 많이 먹지 마세요. 살을 빼지 못할 겁니다.

2. 然后

'然后'는 접속사로서 어떤 일을 하고 난 후에 이어서 다른 일을 할 때, 그 다음 동작의 바로 앞에 적는다. '先~ 然后…'의 문형으로 많이 쓰인다.

第一天在北京听一个演讲，然后去上海参加一个博览会。
Dì yī tiān zài Běijīng tīng yí ge yǎnjiǎng, ránhòu qù Shànghǎi cānjiā yí ge bólǎnhuì.
첫째 날 북경에서 강연을 듣고 나서 박람회에 참가하러 상해로 갈 겁니다.

先给朋友们打个电话，然后再决定约会时间吧。
Xiān gěi péngyoumen dǎ ge diànhuà, ránhòu zài juédìng yuēhuì shíjiān ba.
우선 친구들에게 전화를 건 다음 약속시간을 정합시다.

请躺在床上向着左侧，然后把右腿弯曲到腹部。
Qǐng tǎngzài chuángshang xiàngzhe zuǒcè, Ránhòu bǎ yòutuǐ wānqūdào fùbù.

왼쪽을 향하여 침대 위에 누우세요. 그런 다음 오른쪽 다리를 복부까지 굽히세요.

3. 会

가능이나 추측을 나타내는 조동사로 주로 동사 앞에서 사용하며, '~일 것이다'로 번역된다. 부정형은 '不会'이며 '~일 리가 없다'라는 뜻이다.

肠内注入瓦斯时会感觉疼痛和不便。
Chángnèi zhùrù wǎsī shí huì gǎnjué téngtòng hé búbiàn.

장내에 가스가 차오르면 아프고 불편할 거예요.

你放心，我这一次的汉语水平考试会考得很好。
Nǐ fàngxīn, wǒ zhè yícì de Hànyǔ shuǐpíng kǎoshì huì kǎode hěn hǎo.

안심하세요. 나는 이번 중국어 능력시험을 아주 잘 칠 거예요.

再过两天天气也不会冷起来的。
Zài guò liǎng tiān tiānqì yě bú huì lěngqǐlái de.

며칠 더 지나도 날씨가 추워지지 않을 거야.

연습문제

1. 다음 어휘들을 정확하게 읽고 발음과 뜻을 적으시오. (正确朗读下面词汇，填写发音和意思。)

① 瓦斯 (　　　　,　　　　)

② 过程 (　　　　,　　　　)

③ 弯曲 (　　　　,　　　　)

④ 腹部 (　　　　,　　　　)

⑤ 感觉 (　　　　,　　　　)

⑥ 疼痛 (　　　　,　　　　)

⑦ 右腿 (　　　　,　　　　)

⑧ 大肠 (　　　　,　　　　)

2. 다음 어휘를 어순에 맞게 배열하시오. (按语序排列下面词汇。)

① 胃镜检查 / 做 / 要 / 詹姆斯 / 肠内

② 向着 / 请 / 躺 / 床上 / 在 / 左侧

③ 和 / 肠内 / 注入 / 瓦斯 / 感觉 / 时 / 会 / 疼痛 / 不便

3. **다음 빈칸에 알맞은 말을 적어 넣으시오.** (在下面括号内填上适当的词。)

① 不太疼(　　　)好了。

② 然后(　　　)右腿弯曲到腹部。

③ 肠内注入瓦斯时(　　　)感觉疼痛(　　　)不便。

4. **다음 문장을 큰 소리로 읽고 뜻을 적어보세요.** (朗读下面句子，并写出它的意思。)

① 请进

② 检查过程

③ 不太疼

④ 不要紧张

⑤ 躺在床上

⑥ 弯曲到腹部

⑦ 注入瓦斯

⑧ 开始检查

第9课 血压检查 xuèyājiǎnchá

CASE 혈압검사를 일괄 실시한다.

护士：您好！伯克，测试一下您的血压，体温和脉搏。
hùshi　Nín hǎo! Bókè, cèshì yíxià nínde xuèyā, tǐwēn hé màibó.

患者：您好！刚才测过了，还测吗？
huànzhě　Nín hǎo! gāngcái cèguo le, hái cè ma?

护士：一天测三次。这是为了测准伯克的身体状态的。
hùshi　Yì tiān cè sān cì. Zhè shì wèile cèzhǔn bókè de shēntǐ zhuàngtài de.

患者：是吗？请测左臂。
huànzhě　Shì ma? Qǐng cè zuǒbì.

护士：好的。知道了。检测时不要说话，不要动。
hùshi　Hǎo de. Zhīdao le. Jiǎnchá shí búyào shuōhuà, búyào dòng.

血压是110/70mmHg，脉搏是70回。现在测试体温，抬一下左臂。
Xuèyā shì 110/70 mmHg, màibó shì qīshí huí. Xiànzài cěshì tǐwēn, tái yíxià zuǒbì.

好了，用左手抓一下右臂。体温是37度6。
Hǎo le, yòng zuǒshǒu zhuā yíxià yòubì. Tǐwēn shì sānshíqī dù liù.

患者 ：烧总是不退。昨天开的退烧药都吃完了。
huànzhě Shāo zǒngshì bú tuì. Zuótiān kāide tuìshāoyào dōu chīwán le.

护士 ：是吗？有必要的话，再给你开吧。
hùshi Shì ma? Yǒu bìyàode huà, zài gěi nǐ kāi ba.

단어

伯克	bókè	[명] (인명) 벅스(Bucks)
测试	cèshì	[동] 실험하다, 검사하다
血压	xuèyā	[명] 혈압
体温	tǐwēn	[명] 체온
脉搏	màibó	[명] 맥박
状态	zhuàngtài	[명] 상태
臂	bì	[명] 팔
抬	tái	[동] 들어올리다, 들다
烧	shāo	[동] 열이 나다
总是	zǒngshì	[부] 늘, 줄곧, 언제나
退烧药	tuìshāoyào	[명] 해열제

문법 및 주요 표현

1. 过

'V+过'의 형태로 과거에 '~한 적이 있다'는 것을 나타낸다. 종종 부사 '曾经'(옛날에, 이전에)과 함께 쓰이기도 하며, '没有'로 부정하되 '过'는 남긴다.

刚才测过了，还测吗?
Gāngcái cèguo le, hái cè ma?
방금 전에 측정했는데 또 측정해야 합니까?

他曾经得过阑尾炎。
Tā céngjīng déguo lánwěiyán.
그는 예전에 맹장염에 걸린 적이 있어요.

我从来没看过这样的病。
Wǒ cónglái méi kànguo zhèyàngde bìng.
저는 여태까지 이런 병을 본 적이 없어요.

2. 为了

전치사 '为了'는 주어 앞이나 주어 뒤에 놓여 '~을/를 위하여'란 뜻으로 목적을 나타낸다.

这是为了测准伯克的身体状态的。
Zhè shì wèile cèzhǔn bókè de shēntǐ zhuàngtàide.
이것은 벅스의 몸 상태를 정확하게 측정하기 위한 것입니다.

为了顺利地进行治疗，一定要按大夫说的去做。
Wèile shùnlìde jìnxíng zhìliáo, yídìng yào àn dàifu shuōde qù zuò.

순조로운 치료를 위해 꼭 의사선생님의 말씀을 따르세요.

她为了取得良好的成绩在不断努力着。
Tā wèi le qǔdé liánghǎo de chéngjì zài búduàn nǔlì zhe.

그녀는 좋은 성적을 얻기 위해 끊임없이 노력하고 있습니다.

3. V + 准

동사 뒤에 쓰인 결과보어로 '정확하다, 확실하다'의 뜻을 나타낸다.

你看准了目标再打。
Nǐ kàn zhǔn le mùbiāo zài dǎ.

너는 목표를 정확하게 보고 쏴라.

我们说准了明天早上八点见。
Wǒmen shuōzhǔn le míngtiān zǎoshang bā diǎn jiàn.

우리들은 내일 아침 8시에 만나자고 약속을 정했다.

考试的时候一定听准问题做题。
Kǎoshìde shíhou yídìng tīngzhǔn wèntí zuò tí.

시험 볼 때 꼭 정확하게 듣고 문제를 풀어라.

연습문제

1. 다음 어휘들을 정확하게 읽고 발음과 뜻을 적으시오. (正确朗读下面词汇，填写发音和意思。)

① 血压 (,)

② 体温 (,)

③ 脉搏 (,)

④ 状态 (,)

⑤ 测试 (,)

⑥ 总是 (,)

⑦ 抬 (,)

⑧ 抓 (,)

2. 다음 어휘를 어순에 맞게 배열하시오. (按语序排列下面词汇。)

① 用 / 抓 / 右臂 / 左手 / 一下

② 开的 / 昨天 / 退烧药 / 吃 / 都 / 完了

③ 脉搏 / 测试 / 您的 / 一下 / 血压 / 体温 / 和

3. 다음 의미가 맞는 어휘끼리 연결하시오. (连接下列意义搭配的词。)

退 •	• 体温
测 •	• 烧
抬 •	• 右臂
开 •	• 药

4. 다음 문장을 큰 소리로 읽고 뜻을 적어보세요. (朗读下面句子，并写出它的意思。)

① 不要动
② 身体状态
③ 测试体温
④ 请测左臂
⑤ 测试一下
⑥ 不要说话

第10课 血糖检查 xuètángjiǎnchá

CASE 70대 남자로 10년 전 당뇨를 진단받았으나 일주일 전부터 혈당조절이 잘 되지 않아 입원하였다.

护士 ： 您好。我是护士白蔷薇。您的姓名?
hùshi　Nín hǎo. Wǒ shì hùshi Bái Qiángwēi. Nínde xìngmíng?

患者 ： 弗兰克。
huànzhě　Fúlánkè.

护士 ： 现在进行弗兰克的血糖检查。
hùshi　Xiànzài jìnxíng Fúlánkè de xuètáng jiǎnchá.

患者 ： 哦，又来了。别太疼了。
huànzhě　Ò, yòu lái le. Bié tài téng le.

护士 ： 我总是竭尽全力想让患者减轻疼痛。早餐以后吃东西没有?
hùshi　Wǒ zǒngshì jiéjìnquánlì xiǎng ràng huànzhě jiǎnqīng téngtòng. Zǎocān yǐhòu chī dōngxi méiyóu?

患者 ： 没吃。
huànzhě　Méichī.

[혈당측정 후]

护士 : 血糖是225。真没吃东西吗?
hùshi Xuètáng shì èrbǎièrshíwǔ. Zhēn méi chī dōngxi ma?

患者 : 刚才吃了点桔子和葡萄。
huànzhě Gāngcái chī le diǎn júzi hé pútáo.

护士 : 吃多水果的话血糖上升不好调整。适合吃一个桔子半串儿葡萄。
hùshi Chī duō shuǐguǒde huà xuètáng shàngshēng bù hǎo tiáozhěng. Shìhé chī yí ge júzi bàn chuànr pútáo.

단어

白蔷薇	báiqiángwēi	[명] (인명) 백장미
弗兰克	fúlánkè	[명] (인명) 프랭크(Frank)
血糖	xuètáng	[명] 혈당
竭尽全力	jiéjìnquánlì	[成] 혼신의 힘을 다하다
患者	huànzhě	[명] 환자
减轻	jiǎnqīng	[동] (수량, 중량이) 감소하다
疼痛	téngtòng	[형] 아프다
早餐	zǎocān	[명] 아침밥
桔子	júzi	[명] 귤
葡萄	pútáo	[명] 포도
调整	tiáozhěng	[동] 조정하다, 조절하다
串儿	chuànr	[양] 송이

문법 및 주요 표현

1. 又

'又'는 연속되거나 이미 반복된 동작이나 상황을 나타낼 때 쓰이며, 우리말의 '또, 다시, 거듭'에 해당하는 빈도부사이다.

你又来了?
Nǐ yòu lái le?
당신 또 왔어요?

他又去中国了。
Tā yòu qù Zhōngguó le.
그는 또 중국에 갔어요.

他的老毛病又犯了。
Tāde lǎo máobìng yòu fàn le.
그의 옛 버릇이 또 도졌다.

2. 别 … 了

부정 명령문은 '别' 혹은 '不要'로 나타내며, 우리말로는 '~하지 마라'로 해석된다. 문미에는 습관적으로 어기조사 '了'를 붙여 부정어기를 강조한다.

别弄得太疼了。
Bié nòngde tài téng le.
너무 아프게 하지 마세요.

你别再找他了，他去年已经去世了。
Nǐ bié zài zhǎo tā le, tā qùnián yǐjīng qùshì le.
당신 그를 다시 찾지 마세요, 그는 이미 작년에 세상을 떠났어요.

别忘了一天吃三次药。
Bié wàng le yì tiān chī sān cì yào.
하루 3번 약 먹는 것을 잊지 마세요.

3. 让

'让'은 주로 겸어문에 많이 사용된다. 겸어문은 한 문장에서 첫 번째 동사의 목적어가 동시에 두 번째 동사의 주어 역할을 하는 문장을 가리킨다. 겸어문에 상용되는 동사로 '让, 叫, 请, 使, 给' 등이 있는데 시킴이나 용인을 나타낸다.

他让我把这个消息转告你。
Tā ràng wǒ bǎ zhè ge xiāoxi zhuǎngào nǐ.
그가 나더러 이 소식을 너에게 전하도록 하였다.

我总是竭尽全力想让患者减轻疼痛。
Wǒ zǒngshì jiéjìnquánlì xiǎng ràng huànzhě jiǎnqīng téngtòng.
나는 환자의 고통을 경감시키기 위해 늘 최선을 다한다.

这个电影使我想起了童年时代的生活。
Zhè ge diànyǐng shǐ wǒ xiǎng qǐ le tóngnián shídàide shēnghuó.
이 영화는 나에게 어린 시절의 생활을 생각나게 하였다.

妈妈叫你明天早上早点起床。
Māma jiào nǐ míngtiān zǎoshang zǎo diǎn qǐchuáng.
엄마가 너더러 내일 아침 일찍 일어나라고 하신다.

연습문제

1. 다음 어휘들을 정확하게 읽고 발음과 뜻을 적으시오. (正确朗读下面词汇, 填写发音和意思。)

① 吃 (,)
② 检查 (,)
③ 血糖 (,)
④ 竭尽全力 (,)
⑤ 桔子 (,)
⑥ 葡萄 (,)
⑦ 疼痛 (,)
⑧ 调整 (,)

2. 다음 의미가 맞는 어휘끼리 연결하시오. (连接下列意义搭配的词。)

减轻 •	• 疼痛
进行 •	• 来
血糖 •	• 检查
别 •	• 上升

3. 다음 빈칸에 알맞은 말을 적어 넣으시오. (在下面括号内填上适当的词。)

① 刚才吃了( )桔子和葡萄。

② 我(　　　　)竭尽全力想让患者减轻疼痛。

③ 吃多水果(　　　　　)血糖上升不好调整。

4. 다음 문장을 큰 소리로 읽고 뜻을 적어보세요. (朗读下面句子，并写出它的意思。)

① 又来了

② 别太疼了

③ 减轻疼痛

④ 没吃东西

⑤ 不好调整

⑥ 适合吃水果

5. 다음 문장을 모방하여 밑줄 친 어휘를 넣어 말을 만들어보세요.
(模仿下列句子利用画横线的词语造句。)

① 早餐以后吃东西没有?

② 有必要的话，再给你开吧。

③ 睡觉之前把作业做完。

第11课 投药 tóuyào

CASE 입원기간 동안의 경구투약법을 설명한다.

护士 ： 您好。我是护士李株熙。
hùshi　Nín hǎo. Wǒ shì hùshi Lǐ Zhūxī.

这是迈克尔住院期间需要服用的药。
Zhè shì Màikè'ěr zhùyuàn qījiān xūyào fúyòngde yào.

患者 ： 一天吃几次药?
huànzhě　Yì tiān chī jǐ cì yào?

护士 ： 一天吃三次，饭后三十分钟以后。
hùshi　Yì tiān chī sān cì, fàn hòu sānshí fēnzhōng yǐhòu.

患者 ： 什么时候停止吃药?
huànzhě　Shénme shíhòu tíngzhǐ chī yào?

护士 ： 没有另外指示的话，处方的药都要服用。
hùshi　Méiyǒu lìngwài zhǐshì de huà, chǔfāng de yào dōu yào fúyòng.

患者 ： 没有症状也继续服用吗?
huànzhě　Méiyǒu zhèngzhuàng yě jìxù fúyòng ma?

护士 ： 没有症状也希望继续服用。
hùshi　Méiyǒu zhèngzhuàng yě xīwàng jìxù fúyòng.

患者 ：吃药时有注意事项吗?
huànzhě　Chī yào shí yǒu zhùyì shìxiàng ma?

护士 ：是，吃药时禁止吃肉。
hùshi　Shì，chī yào shí jìnzhǐ chī ròu.

단어

李株熙	lǐzhūxī	[명] (인명) 이주희
迈克尔	màikèěr	[명] (인명) 마이클(Michael)
停止	tíngzhǐ	[동] 멈추다, 중지하다
另外	lìngwài	[부] 그 밖에
指示	zhǐshì	[동] 가리키다, 지시하다
处方	chǔfāng	[동] 처방하다
继续	jìxù	[명][동] 계속(하다)
希望	xīwàng	[명][동] 희망, 소원, 바람, 희망하다, 바라다
注意	zhùyì	[동] 주의하다
事项	shìxiàng	[명] 사항
禁止	jìnzhǐ	[동] 금지하다
肉	ròu	[명] (동물의) 고기, (사람의) 살

문법 및 주요 표현

1. 次

가장 많이 사용되는 동량사로, 동작의 횟수를 나타낸다. 주로 반복해서 나타나는 일이나 반복해서 나타날 가능성이 있는 일에 사용된다.

一天吃三次药。
Yì tiān chī sān cì yào.
하루 3번 약을 먹어라.

你一个星期来一次就可以了。
Nǐ yí ge xīngqī lái yí cì jiù kěyǐ le.
당신은 일주일에 한번 오시면 됩니다.

已经说了他几次，但老习惯还是没改。
Yǐjīng shuō le tā jǐ cì, dàn lǎo xíguàn háishì méi gǎi.
이미 그를 몇 번 타일렀으나 오랜 습관은 여전히 고쳐지지 않았다.

2. ~的话

가정문 뒤에 쓰여 다음 문장을 이끌어낸다. 주로 '要是', '如果' 등과 잘 어울리며, 접속사 '否则', '不然', '要不然', '要不'나 부사 '不' 뒤에 쓰인다. 앞절과 뒷절 사이에 놓여 앞문장을 잇고, 뒷문장을 이끌어낸다.

不方便的话，可以到这里来坐。
Bù fāngbiànde huà, kěyǐ dào zhèli lái zuò.
불편하면 여기 와서 앉아도 됩니다.

没有另外指示的话，处方的药都要服用。
Méiyǒu lìngwài zhǐshìde huà, chǔfāngde yào dōu yào fúyòng.

다른 지시가 없으면, 처방한 약은 모두 드셔야 합니다.

要是吃药后有什么症状的话，请立即告诉我们。
Yàoshi chī yào hòu yǒu shénme zhèngzhuàngde huà, qǐng lìjí gàosu wǒmen.

만약 약을 먹은 후 무슨 증상이 나타나면, 곧바로 저희에게 알려주세요.

一定要认真确认，否则的话我们也不负责任。
Yídìng yào rènzhēn quèrèn fǒuzéde huà wǒmen yě bú fù zérèn.

반드시 꼼꼼하게 확인해야 해요. 그렇지 않으면 우리도 책임질 수 없습니다.

3. 也

우리말의 '~도 역시, ~와 마찬가지로'에 해당하는 빈도부사로, 서로 같거나 비슷함을 나타낸다. 때론 전환이나 양보를 나타내며 '虽然', '尽管', '即使' 등과 어울리며, '비록 ~하지만, 그러나 역시'라는 뜻을 나타낸다.

没有症状也希望继续服用。
Méiyǒu zhèngzhuàng yě xīwàng jìxù fúyòng.

증상이 없더라도 (약을) 계속 복용해야 합니다.

尽管已经出院了，但也要服用三个月的药。
Jǐnguǎn yǐjīng chūyuàn le, dàn yě yào fúyòng sān ge yuède yào.

비록 이미 퇴원했지만 3개월 더 약을 복용해야 합니다.

虽然困难很大，我们也要按时完成任务。
Suīrán kùnnán hěn dà, wǒmen yě yào ànshí wánchéng rènwù.

비록 어려움은 많지만 우리는 그대로 매맺춰 임무를 완수해야 합니다.

연습문제

1. 다음 어휘들을 정확하게 읽고 발음과 뜻을 적으시오. (正确朗读下面词汇，填写发音和意思。)

① 药 (,)
② 服用 (,)
③ 停止 (,)
④ 指示 (,)
⑤ 继续 (,)
⑥ 希望 (,)
⑦ 注意 (,)
⑧ 禁止 (,)

2. 다음 어휘를 어순에 맞게 배열하시오. (按语序排列下面词汇。)

① 吃 / 一天 / 三次 / 药

② 有 / 吃药 / 时 / 事项 / 注意 / 吗

③ 时 / 吃药 / 吃 / 禁止 / 肉

④ 服用 / 都 / 要 / 处方 / 的 / 药

3. 다음 보기에서 알맞은 양사를 선택하여 괄호 안에 넣으시오. (在下面例示中选择适当的量词填入括号内。)

보기
次　　个　　分钟　　天　　楼

① 吃两(　　)药。

② 三十(　　)以后吃饭。

③ 诊室在5(　　)。

④ 一(　　)吃三次。

⑤ 适合吃一(　　)桔子。

4. 다음 문장을 큰 소리로 읽고 뜻을 적어보세요. (朗读下面句子，并写出它的意思。)

① 停止吃药

② 另外指示

③ 继续服用

④ 注意事项

⑤ 禁止吃肉

⑥ 困难很大

第12课 投药说明 tóuyàoshuōmíng

CASE 24세의 여성에게 라식수술 후 약물투여 방법을 설명해준다.

护士 ： 詹尼弗手术后有两种药要吃。
hùshi Zhuānnífú shǒushù hòu yǒu liǎng zhǒng yào yào chī.

一种是眼药，另外一种是丸药。
Yì zhǒng shì yǎnyào, lìngwài yì zhǒng shì wányào.

患者 ： 两个同时吃吗?
huànzhě Liǎng ge tóngshí chī ma?

护士 ： 不，眼药早上一次，睡前一次。
hùshi Bù, yǎnyào zǎoshang yí cì, shuì qián yí cì.

丸药是一天三遍，饭前服用。
Wányào shì yì tiān sān biàn, fàn qián fúyòng.

患者 ： 是，吃药时有注意事项吗?
huànzhě Shì, chīyào shí yǒu zhùyì shìxiàng ma?

护士 ： 至少两个月禁止烟酒。还有不要使劲儿揉眼睛。
hùshi Zhìshǎo liǎng ge yuè jìnzhǐ yānjiǔ. Háiyǒu búyào shǐjìnr róu yǎnjing.

下一次打算什么时候诊疗?
Xià yí cì dǎsuan shénme shíhòu zhěnliáo?

患者 ： 下个月十三号下午三点可以吗?
huànzhě　Xià ge yuè shísān hào xiàwǔ sān diǎn kěyǐ ma?

护士 ： 好， 可以。预约了下个月十三号下午三点。下次再见!
hùshi　Hǎo, kěyǐ. Yùyuē le xià ge yuè shísān hào xiàwǔ sān diǎn. Xià cì zài jiàn!

患者 ： 再见!
huànzhě　Zài jiàn!

단어

詹尼弗	zhānnífú	[명] (인명) 제니퍼(Jenifer)
丸药	wányào	[명] 알약
遍	biàn	[양] 번, 차례, 회
饭前	fànqián	[명] 식전, 밥 먹기 전
至少	zhìshǎo	[부] 적어도, 최소한
禁止	jìnzhǐ	[동] 금지하다
揉	róu	[동] (손으로) 비비다, 문지르다
眼睛	yǎnjing	[명] 눈
打算	dǎsuan	[동] ~할 생각이다, ~할 예정이다
诊疗	zhěnliáo	[동] 진료하다

문법 및 주요 표현

1. 一种…, 一种~

두 가지 이상의 속성이나 상황을 병렬하여 진술하는 복문이다.

一种是眼药，另外一种是丸药。
Yì zhǒng shì yǎnyào, lìngwài yì zhǒng shì wányào.

하나는 안약이고, 다른 하나는 알약입니다.

这两种药一种是服用的，另外一种是抹在皮肤上的。
zhè liǎng zhǒng yào yì zhǒng shì fúyòngde, lìngwài yì zhǒng shì mǒ zài pífūshangde.

이 두 종류의 약 중 하나는 복용하는 것이고, 다른 하나는 피부에 바르는 것입니다.

2. 至少

뒤에 보통 수량사나 동사가 오며 '적어도, 최소한'의 의미이다.

至少两个月禁止烟酒。
Zhìshǎo liǎng ge yuè jìnzhǐ yānjiǔ.

적어도 2개월은 담배와 술을 금지해야 합니다.

至少听他解释解释。
Zhìshǎo tīng tā jiěshìjiěshì.

적어도 그의 변명은 들어야 해요.

在他走之前至少见他一面。
Zài tā zǒu zhī qián zhìshǎo jiàn tā yí miàn.

그가 가기 전에 적어도 한번은 만나야 합니다.

연습문제

1. 다음 어휘들을 정확하게 읽고 발음과 뜻을 적으시오.
(正确朗读下面词汇，填写发音和意思。)

① 眼药 (　　　　,　　　　)
② 丸药 (　　　　,　　　　)
③ 同时 (　　　　,　　　　)
④ 事项 (　　　　,　　　　)
⑤ 饭前 (　　　　,　　　　)
⑥ 饭后 (　　　　,　　　　)
⑦ 禁止 (　　　　,　　　　)
⑧ 揉 (　　　　,　　　　)

2. 다음 어휘를 어순에 맞게 배열하시오. (按语序排列下面词汇。)

① 注意 / 吃药 / 时 / 吗 / 有 / 事项

② 烟酒 / 至少 / 禁止 / 两个月

③ 预约 / 下个月 / 了 / 三点 / 十三号 / 下午

3. 다음 문장을 큰 소리로 읽고 뜻을 적어보세요. (朗读下面句子，并写出它的意思。)

① 禁止烟酒

② 饭前服用

③ 什么时候

④ 预约了下个月

⑤ 揉眼睛

⑥ 下次再见

4. 다음 괄호 안에 각기 다른 6개의 동사를 넣어보세요.
(在括号内填入各自不同的 6 个动词。)

(　　　　　)一下

(　　　　　)一下

(　　　　　)一下

(　　　　　)一下

(　　　　　)一下

(　　　　　)一下

5. 다음 어휘를 이용하여 문장을 만드시오. (用下面词语造句。)

① 打算

② 预约

③ 至少

第13课 注射 zhùshè

CASE 수술 후 통증을 호소하여 근육주사를 투여한다.

患者 ： 手术部位很疼。给点儿镇痛药可以吗?
huànzhě Shǒushù bùwèi hěn téng. Gěi diǎnr zhèntòngyào kěyǐ ma?

护士 ： 如果用数字1~10表示痛症的话在哪个部位?
hùshi Rúguǒ yòng shùzì yī dào shí biǎoshì tòngzhèngde huà zài nǎ ge bùwèi?

患者 ： 8。象针扎一样太疼了。
huànzhě Bā. Xiàng zhēn zhā yíyàng tài téng le.

护士 ： 我告诉李大夫吧。
hùshi Wǒ gàosu Lǐ dàifu ba.

[Dr. Lee와 상담 후]

护士 ： 尊，李大夫给您开镇痛药了。为注射臀部，请爬下。
hùshi Zūn, Lǐ dàifu gěi nín kāi zhèntòngyào le. Wèi zhùshè túnbù, qǐng pāxià.

患者 ： 好的。什么时候能见效?
huànzhě Hǎo de. Shénme shíhou néng jiànxiào?

护士 ： 得等一个小时。请按摩一下注射部位。
hùshi Děi děng yí ge xiǎoshí. Qǐng ànmó yíxià zhùshè bùwèi.

[잠시 후]

护士 : 尊，现在痛症在1~10中哪个部位?
hùshi　Zūn, Xiànzài tòngzhèng zài yī daò shí zhōng nǎ ge bùwèi?

患者 : 现在是3。比刚才好多了。
huànzhě　Xiànzài shì sān. Bǐ gāngcái hǎo duō le.

단어

部位	bùwèi	[명] (인체) 부위
阵痛药	zhèntòngyào	[명] 진통제
如果	rúguǒ	[접] 만약
表示	biǎoshì	[동] 의미하다, 표시하다
痛症	tòngzhèng	[명] 통증
开	kāi	[동] 열다, 틀다, 켜다
注射	zhùshè	[명] [동] 주사, 주사하다
臀部	túnbù	[명] 둔부, 엉덩이
爬	pá	[동] 기어가다, 오르다
见效	jiànxiào	[동] 효과를 보다
得	děi	[조동] ~해야 한다, 반드시 ~일 것이다
按摩	ànmó	[동] 안마하다
比	bǐ	[동] [진] 비교하다, ~보다

문법 및 주요 표현

1. 如果

가정을 나타내는 접속사이다. '就'와 함께 '如果… 就~'의 형태로 자주 쓰이며 '만약 …하면 ~하다'라는 뜻을 나타낸다. '~的话'와 호응하여 '如果… 的话, 就~'라는 형태로도 자주 사용된다.

如果你今天有事，就不用来了。
Rúguǒ nǐ jīntiān yǒu shì, jiù búyòng lái le.
만약 오늘 일이 있으면 오지 않아도 됩니다.

如果用数字1~10表示痛症的话在哪个部位?
Rúguǒ yòng shùzì yī dào shí biǎoshì tòngzhèngde huà zài nǎ ge bùwèi?
숫자 1~10까지를 이용해 아픔 정도를 나타낸다면, 어느 단계에 해당합니까?

你如果明天见到他的话，就告诉他一声。
Nǐ rúguǒ míngtiān jiàndào tāde huà, jiù gàosu tā yìshēng.
만일 내일 그를 본다면, 그에게 좀 알려주세요.

如果你们都去游泳，我就去游泳。
Rúguǒ nǐmen dōu qù yóuyǒng, wǒ jiù qù yóuyǒng.
만약 너희들 모두 수영하러 가면 나도 수영하러 갈 것이다.

2. 象~ 一样

'~와 같이, ~처럼, ~만큼'이라는 뜻으로 비교의 표현이며, 뒤에는 형용사가 쓰인다.

象针扎一样太疼了。
Xiàng zhēn zhā yíyàng tài téng le.

바늘로 찌르는 것처럼 아파요.

她象她妈妈一样长得漂亮。
Tā xiàng tā māma yíyàng zhǎngde piàoliang.

그녀는 그녀의 엄마처럼 예쁘게 생겼다.

今天象春天一样暖和。
Jīntiān xiàng chūntiān yíyàng nuǎnhuo.

오늘은 봄날같이 따뜻하다.

3. 吧

'吧'는 보통 문미에 놓여 제의, 명령, 권고, 추측 등의 의미를 나타낸다.

我告诉李博士吧。
Wǒ gàosu Lǐ bóshì ba.

(제의) 내가 이 박사에게 알려주지요.

快去交钱吧。
Kuài qù jiāo qián ba.

(명령) 빨리 가서 계산해주세요.

他没听懂我的话吧。
Tā méi tīngdǒng wǒde huà ba.

(추측) 그는 나의 말을 못 알아들었나 봐요.

你今天不舒服，就别去了吧！
Nǐ jīntiān bù shūfu, jiù bié qù le ba!

(권고) 오늘 몸이 안 좋으면 가지 마세요!

4. 得

의무를 나타내는 조동사 ‘得’(děi)는 ‘(의무로서) 마땅히 ~해야 한다’는 의미를 나타낸다. 조동사 ‘得’의 부정형은 ‘不得’가 아니라 ‘不用, 不必’를 쓰는 것에 주의해야 한다.

得等一个小时。
Děi děng yí ge xiǎoshí.
한 시간을 기다려야 합니다.

我得做完今天的作业。
Wǒ děi zuòwán jīntiānde zuòyè.
나는 오늘 숙제를 다해야 한다.

我得说明一下吗? — 不用了。
Wǒ děi shuōmíng yíxià ma? — búyòng le.
제가 설명을 좀 해야 합니까? — 필요 없습니다.

5. 比

‘比’는 보통 비교문에 쓰인다. 일반적으로 ‘A 比 B + 형용사’의 형태로 자주 쓰이며, ‘A는 B에 비하여 ~하다’라는 의미를 나타낸다. 부정형은 ‘A 不比 B + 형용사’ 혹은 ‘A 没有 B + 형용사’이며 ‘A는 B에 비하여 ~하지 않다’라는 의미이다.

(现在)比刚才好多了。
(Xiànzài) Bǐ gāngcái hǎo duō le.
(지금) 방금 전보다 많이 좋아졌어요.

今天的天气比昨天凉快。
Jīntiān de tiānqì bǐ zuótiān liángkuai.
오늘 날씨가 어제보다 시원해요.

她的中文不比(没有)英文说得好。
Tā de zhōngwén bùbǐ méiyǒu yīngwén shuōde hǎo.
그녀는 중국어를 영어보다 잘하지 못해요.

6. 给

'给'는 문장에서 보통 동사나 전치사로 많이 쓰인다. 동사로 쓰일 때는 '~을/를 주다'로 번역되며, 전치사일 경우 항상 명사와 결합하여 전치사구를 이루는 것이 특징이다. 동작의 대상을 나타내며 '~에게 ~해주다'의 의미이다.

给点儿镇痛药可以吗?
Gěi diǎnr zhèntòng yào kěyǐ ma?
(동사) 진통제를 조금 줄 수 있어요?

我今天给了他生日礼物。
Wǒ jīntiān gěi le tā shēngrì lǐwù.
(동사) 나는 오늘 그에게 생일선물을 주었어요.

李医生给您开镇痛药了。
Lǐ yīshēng gěi nín kāi zhèntòng yào le.
(전치사) 이 선생님이 진통약을 처방해주었어요.

总给孩子穿衣服的习惯不好。
Zǒng gěi háizi chuān yīfude xíguàn bù hǎo.
(전치사) 아이에게 늘 옷을 입혀주는 습관은 좋지 않아요.

연습문제

1. 다음 어휘들을 정확하게 읽고 발음과 뜻을 적으시오. (正确朗读下面词汇，填写发音和意思。)

① 手术 (,)
② 按摩 (,)
③ 臀部 (,)
④ 镇痛 (,)
⑤ 告诉 (,)
⑥ 博士 (,)
⑦ 部位 (,)
⑧ 刚才 (,)

2. 다음 어휘를 어순에 맞게 배열하시오. (按语序排列下面词汇。)

① 可以 / 给 / 镇痛 / 药 / 点儿 / 吗

② 镇痛 / 李医生 / 给 / 您 / 了 / 药 / 开

③ 请 / 一下 / 注射 / 按摩 / 部位

3. 보기에서 알맞은 양사를 선택하여 괄호 안에 넣으시오. (在下面例示中选择适当的量词填入括号内。)

보기
得　　如果　　吧　　比　　象

① (　　)你今天有事，就不用来了。

② 你(　　)说明一下这件事。

③ 现在(　　)刚才好多了。

④ 她长得(　　)她爸爸。

⑤ 你今天不舒服，就别去了(　　)。

4. 다음 문장을 큰 소리로 읽고 뜻을 적어보세요. (朗读下面句子，并写出它的意思。)

① 哪个部位

② 注射部位

③ 按摩一下

④ 好多了

⑤ 告诉李博士

⑥ 象针扎一样

第14课 静脉注射 jìngmàizhùshè

CASE 탈수증상이 있는 환자에게 수분을 공급하고자 정맥주사를 실시한다.

护士 ： 史密斯，现有脱水现象，所以得打点滴。
hùshi　Shǐmìsī, xiàn yǒu tuōshuǐ xiànxiàng, suǒyǐ děi dǎ diǎndī.

请挽一下右臂衣袖。
Qǐng wǎn yíxià yòubì yīxiù.

患者 ： 左臂不可以吗?
huànzhě　Zuǒbì bù kěyǐ ma?

护士 ： 可以，那么请挽一下左臂衣袖。左臂上部要用皮筋扎一下。
hùshi　Kěyǐ, nàme qǐng wǎn yíxià zuǒbì yīxiù. Zuǒbì shàngbù yào yòng píjīn zhā yíxià.

把拳头攥一下松一下做三遍以后攥紧拳头。
Bǎ quántou zùan yíxià sōng yíxià zuò sān biàn yǐhòu zuànjǐn quántou.

好了，会稍疼一阵儿。
Hǎo le, huì shāo téng yí zhènr.

患者 ： 是疼。
huànzhě　Shì téng.

护士 : 好，输液顺利。注射部位臃肿，瘙痒或发红的话马上告诉我。
hùshi Hǎo, shūyè shùnlì. Zhùshè bùwèi yōngzhǒng, sàoyǎng huò fāhóngde huà mǎshàng gàosu wǒ.

以后没有其他处方的话会把针摘下来。
Yǐhòu méiyǒu qítā chǔfāngde huà huì bǎ zhēn zhāixiàlái.

患者 : 可以冲澡吗?
huànzhě Kěyǐ chōngzaǒ ma?

护士 : 只要注射部位不沾水就行。
hùshi Zhǐyào zhùshè bùwèi bù zhānshuǐ jiù xíng.

단어

脱水	tuōshuǐ	[동] 탈수되다
静脉	jìngmà	[명] 정맥
注射	zhùshè	[명] [동] 주사, 주사하다
现象	xiànxiàng	[명] 현상
得	děi	[조동] ~해야 한다. 반드시 ~일 것이다.
点滴	diǎndī	[명] 점적(點滴) 주사
挽	wǎn	[동] 걷어 올리다
衣袖	yīxiù	[명] 소매
上部	shàngbù	[명] 상부
皮筋	píjīn	[명] 고무줄, 고무밴드
扎	zhā	[동] (뾰족한 물건으로) 찌르다
拳头	quántóu	[명] 주먹
攥	zuàn	[동] 꽉 쥐다
松	sōng	[형] 느슨하다

臃肿	yōngzhǒng	[형] 지나치게 방대하다, 매우 뚱뚱하다, 비대하다
瘙痒	sàoyǎng	[동] (피부가) 가렵다
发红	fāhóng	[동] 붉어지다
冲澡	chōngzǎo	[동] 샤워하다
沾	zhān	[동] 젖다, (액체가) 스며들다

문법 및 주요 표현

1. 把

일반적으로 '주어 + 동사 + 목적어' 형식의 문형은 주어 즉 행위자의 행위가 강조되는 반면, '주어 + 把 + 목적어 + 동사'의 형식을 취하는 '把'구문은 동작 행위의 대상이 강조된다. '把'구문은 동사가 표시하는 동작이나 행위를 목적어(대상)에 대한 결과로 처치 혹은 처리됨을 나타내는 것으로써 동사의 대상을 강조하는 표현이다.

주어	+	동사	+	목적어
주어	+	把 + 목적어		+ 동사

你攥一下拳头 → 你把拳头攥一下
Nǐ zùan yíxià quántou　　Nǐ bǎ quántou zùan yíxià

请你摘下来针 → 请你把针摘下来
Qǐng nǐ zhāi xiàlái zhēn   Qǐng nǐ bǎ zhēn zhāi xiàlái

동사는 처치 또는 영향을 나타내는 타동사여야 하고, 동사의 뒤에 반드시 기타 성분이 나와야 한다. 주로 동태조사 '了', '着' 혹은 가능보어를 제외한 보어를 붙이거나 혹은 동사를 중첩하여 '把'구문의 중심 내용으로서 처치, 변화, 영향의 결과를 설명한다.

把 +	목적어 +	동사 +	기타성분 了 着 보어 동사중첩

把电视开着。
Bǎ diànshì kāizhe.

TV를 켜놓고 있다.

把电视修好了。
Bǎ diànshì xiū hǎo le.

TV를 다 고쳤어.

把电视擦一擦。
Bǎ diànshì cāyicā.

TV를 좀 닦아라.

2. ~紧

동사 바로 뒤에 결과보어로 쓰여 '단단하다, 단단해서 움직이지 않다'의 뜻을 나타낸다.

捏紧绳子不要动!
Niē jǐn shéngzi búyào dòng!
줄을 꽉 잡고 움직이지 마세요!

螺丝拧不紧的话，轮胎会自动掉下来。
Luósī níngbujǐnde huà, lúntāi huì zìdòng diàoxiàlái.
나사를 꽉 조이지 않으면 타이어가 자발적으로 떨어질 겁니다.

把拳头攥一下松一下做三遍以后攥紧拳头。
Bǎ quántou zùan yíxià sōng yíxià zuò sān biàn yǐhòu zuànjǐn quántou.
주먹을 세 번 쥐었다 폈다 한 이후에 주먹을 꽉 쥐세요.

3. 只要…, 就~

'只要…, 就~'는 조건을 나타내는 접속사로 '…라는 조건이 충족되면, 반드시 ~라는 결과가 나온다'는 의미이다. 주어는 '只要' 앞뒤에 자유롭게 위치할 수 있다.

只要注射部位不沾水就行。
Zhǐyào zhùshè bùwèi bù zhān shuǐ jiù xíng.
주사 맞은 부위가 물에 닿지만 않으면 괜찮아요.

你只要不断地努力，就能取得良好的成绩。
Nǐ zhǐyào búduànde nǔlì, jiù néng qǔdé liánghǎode chéngjì.
끊임없이 노력하면 좋은 성적을 얻을 수 있어요.

只要你愿意，就可以参加活动。
Zhǐyào nǐ yuànyì, jiù kěyǐ cānjiā huódòng.

당신이 동의하기만 하면 행사에 참가할 수 있어요.

연습문제

1. 다음 어휘들을 정확하게 읽고 발음과 뜻을 적으시오. (正确朗读下面词汇，填写发音和意思。)

① 脱水 (,)
② 点滴 (,)
③ 拳头 (,)
④ 瘙痒 (,)
⑤ 臃肿 (,)
⑥ 冲澡 (,)
⑦ 挽 (,)
⑧ 扎 (,)

2. 다음 어휘를 어순에 맞게 배열하시오. (按语序排列下面词汇。)

① 那么 / 左臂 / 一下 / 挽 / 请 / 衣袖

② 或 / 瘙痒 / 发红 / 告诉 / 马上 / 的话 / 我

③ 部位 / 只要 / 注射 / 沾水 / 不 / 就行

3. 다음 빈칸에 알맞은 접속사나 부사를 적어 넣으시오. (在下面括号内填上适当的副词或连词。)

① 现有脱水现象, (　　)得打点滴。

② 左臂上部(　　)用皮筋扎一下。

③ (　　)注射部位不沾水就行。

④ 瘙痒(　　)发红的话马上告诉我。

4. 다음 문장을 큰 소리로 읽고 뜻을 적어보세요. (朗读下面句子, 并写出它的意思。)

① 输液顺利

② 把针摘下来

③ 用皮筋扎一下

④ 拳头攥一下

⑤ 攥紧拳头

⑥ 疼一阵儿

⑦ 不沾水

⑧ 左臂衣袖

5. 다음 보기에서 알맞은 양사를 찾아 넣으시오. (在下列例示中选择适当的量词。)

보기			
遍	次	种	阵

① 请您每天饭后吃三(　　)药。

② 痛一(　　　　)会好的。

③ 把拳头攥一下松一下做三(　　　　)以后攥紧拳头。

④ 你觉得哪一(　　　　)墨镜[mòjìng, 선글라스]适合你?

第15课 视力检查 shìlìjiǎnchá

CASE 눈이 충혈되어 안과로 내원하였다.

护士 ： 您好！有什么需要帮助的吗？
hùshi Nín hǎo! Yǒu shénme xūyào bāngzhùde ma?

患者 ： 从昨天开始眼睛充血瘙痒。
huànzhě Cóng zuótiān kāishǐ yǎnjing chōngxuè sàoyǎng.

护士 ： 有眼眵吗？
hùshi Yǒu yǎnchī ma?

患者 ： 有，早上起来时。
huànzhě Yǒu, zǎoshang qǐlái shí.

护士 ： 先进行视力检查吧。请站在绿线上。
hùshi Xiān jìnxíng shìlì jiǎnchá ba. Qǐng zhàn zài lǜ xiànshang.

患者 ： 行。
huànzhě Xíng.

护士 ： 用眼罩轮换遮盖着看。从右侧开始。
hùshi Yòng yǎnzhào lúnhuàn zhēgài zhe kàn. Cóng yòucè kāishǐ.

然后念一下前边我指的字。这是什么?
Ránhòu niàn yíxià qiánbian wǒ zhǐde zì. Zhè shì shénme?

患者 ：7。
huànzhě Qī.

护士 ：这个呢?
hùshi Zhè ge ne?

患者 ：哦，3? 8? 不知道。
huànzhě Ò, sān? bā? Bù zhīdao.

护士 ：好，那么挡住左眼象刚才一样。
hùshi Hǎo, nàme dǎng zhù zuǒyǎn xiàng gāngcái yíyàng.

단어

充血	chōngxuè	[동] 충혈되다
眼眵	yǎnchī	[명] 눈곱
视力	shìlì	[명] 시력
绿线	lǜxiàn	[명] 그린라인
眼罩	yǎnzhào	[명] 안대
轮换	lúnhuàn	[동] 교대로 ~하다
遮盖	zhēgài	[동] 덮다, 가리다, 씌우다
念	niàn	[동] 읽다
挡	dǎng	[동] 가리다
眼睛	yǎnjing	[명] 눈

문법 및 주요 표현

1. 从… 开始

개사 '从'은 장소사나 시간사를 이끌어 동작이 발생하는 장소나 시간의 시작점을 나타내는 전치사구를 형성하는데, 우리말의 '~에서' 혹은 '~부터'를 나타낸다.

从昨天开始眼睛充血瘙痒。
Cóng zuótiān kāishǐ yǎnjing chōngxuè sàoyǎng.
어제부터 눈이 충혈되고 가렵기 시작했어요.

他是从这儿出发的。
Tā shì cóng zhèr chūfāde.
그는 여기서 출발했어요.

从九点开始，我们上课。
Cóng jiǔ diǎn kāishǐ, wǒmen shàngkè.
우리는 9시부터 수업합니다.

'从'은 자주 '就, 开始, 起'와 호응하여 '从… 就', '从… 开始', '从… 起' 형태로 시작의 기점을 표현하는 데 사용된다.

易买得从早上八点就开门。
Yìmaidé cóng zǎoshang bā diǎn jiù kāimén.
이마트는 아침 8시부터 문을 엽니다.

从明天起我要早睡早起。
Cóng míngtiān qǐ wǒ yào zǎo shuì zǎo qǐ.
내일부터 나는 일찍 자고 일찍 일어날 거예요.

从今天开始我们就放假了。
Cóng jīntiān kāishǐ wǒmen jiù fàngjià le.
우리는 오늘부터 방학이 시작됩니다.

2. 先

먼저 한 동작을 하고 난 뒤 이어서 다른 동작을 할 때, 즉 동작의 선후관계를 나타낼 때 사용하는 표현이다. 종종 '以后', '然后'와 어울리며 '우선 …하고 나서 ~하다', '먼저 …하고 나중에 ~하다'라고 해석한다.

先进行视力检查吧。
Xiān jìnxíng shìlì jiǎnchá ba.
우선 시력검사를 받읍시다.

我们先去吃饭，以后再去喝酒吧。
Wǒmen xiān qù chīfàn, yǐhòu zài qù hējiǔ bā.
우리 우선 밥을 먹은 다음 술을 마시러 갑시다.

先进行各种功能检查，然后再进行手术。
Xiān jìnxíng gèzhǒng gōngnéng jiǎnchá, ránhòu zài jìnxíng shǒushù.
우선 각종 기능검사를 한 이후에 다시 수술합시다.

3. 住

'V + 住'의 형태로 쓰이며, 움직이던 물체의 고정, 정착을 나타내는 결과보어이다. 결과보어를 부정하려면 '没(有)'를 사용한다.

挡住左眼象刚才一样。
Dǎng zhù zuǒyǎn xiàng gāngcái yíyàng.
눈을 가리고 아까처럼 하면 된다.

抓住他的大腿不要动。
Zhuā zhù tāde dàtuǐ búyào dòng.

그의 대퇴를 잡고 움직이지 마세요.

海云台吸引住了很多游客。
Hǎiyúntái xīyǐn zhù le hěn duō yóukè.

해운대는 많은 여행객들을 매료시켰다.

연습문제

1. 다음 어휘들을 정확하게 읽고 발음과 뜻을 적으시오.
(正确朗读下面词汇，填写发音和意思。)

① 瘙痒 (,)
② 帮助 (,)
③ 眼眵 (,)
④ 充血 (,)
⑤ 轮换 (,)
⑥ 遮盖 (,)
⑦ 指 (,)
⑧ 挡 (,)

2. 다음 어휘를 어순에 맞게 배열하시오. (按语序排列下面词汇。)

① 进行 / 先 / 吧 / 检查 / 视力

② 前边 / 念 / 指 / 我 / 一下 / 的 / 字

③ 开始 / 昨天 / 从 / 瘙痒 / 充血 / 眼睛

3. 다음 빈칸에 알맞은 말을 적어 넣으시오. (在下面括号内填上适当的词。)

① 请站(　　　)绿线上。

② 用眼罩轮换遮盖(　　　)看。

③ 那么挡(　　　)左眼象刚才一样。

④ (　　　)昨天开始眼睛充血瘙痒。

4. 다음 문장을 큰 소리로 읽고 뜻을 적어보세요. (朗读下面句子，并写出它的意思。)

① 不知道

② 用眼罩

③ 视力检查

④ 眼睛充血

⑤ 早上起来

⑥ 挡住左眼

5. 다음 문장을 모방하여 밑줄 친 어휘를 넣어 말을 만들어보세요.
(模仿下列句子利用画横线的词语造句。)

① 从九点开始，我们上课。

② 先进行视力检查吧。

③ 象针扎一样太疼了。

第16课 体检 tǐjiǎn

CASE 건강검진을 하러 온 40대 여성의 신체검진을 한다.

护士 ： 简，站起来。测试一下你的柔软性。
hùshi Jiǎn, zhànqǐlai. Cèshì yíxià nǐde róuruǎnxìng.

患者 ： 我测试不好。
huànzhě Wǒ cèshì bù hǎo.

护士 ： 马上结束。听我指示。只做几个动作。
hùshi Mǎshàng jiéshù. Tīng wǒ zhǐshi. Zhǐ zuò jǐ ge dòngzuò.

患者 ： 好，准备好了。
huànzhě Hǎo, zhǔnbèi hǎo le.

护士 ： 请转向我站好。两腿贴紧站直。膝盖不要弯曲，
hùshi Qǐng zhuǎnxiàng wǒ zhàn hǎo. Liǎng tuǐ tiějǐn zhànzhí. Xīgài búyaò wānqū,

腰最大限度往前弯。
yāo zuìdà xiàndù wǎng qián wān.

患者 ： 不简单呢。这是我最大限度能做到的。
huànzhě Bù jiǎndān ne. Zhè shì wǒ zuìdà xiàndù néng zuòdàode.

护士 ： 好，重新站直。这一次手卡腰，用一个脚站直。
hùshi Hǎo, chóngxīn zhànzhí. Zhè yí cì shǒu qiǎ yāo, yòng yí ge jiǎo zhànzhí.

患者：……。
huànzhě

护士：好，现在闭上眼睛。最好长久维持这个姿势。
hùshi Hǎo, xiànzài bìshàng yǎnjing. Zuìhǎo chángjiǔ wéichí zhè ge zīshì.

患者：好像要倒了。
huànzhě Hǎoxiàng yào dǎo le.

护士：倒了的话我扶你。能做多少做多少。
hùshi Dǎo le de huà wǒ fú nǐ. Néng zuò duōshao zuò duōshao.

단어

简	jiǎn	[명] (인명) 제인(Jane)
站	zhàn	[동] 서다, 멈추다
柔软	róuruǎn	[형] 유연하다, 부드럽다
听	tīng	[동] 듣다
只	zhǐ	[부] 단지, 다만
转	zhuàn	[동] 돌다, 회전하다
腿	tuǐ	[명] 다리
贴	tiē	[동] 붙이다
膝盖	xīgài	[명] 무릎
弯曲	wānqū	[동] 구부리다, 휘다
限度	xiàndù	[명] 한계, 한도
重新	chóngxīn	[부] 다시, 재차
卡	qiǎ	[동] ① 끼(이)다, 꽂다, 걸리다 ② (손가락으로) 꼬집다, 끊다

腰	yāo	[명] 허리
长久	chángjiǔ	[형] 장구하다, 매우 길고 오래다
维持	wéichí	[동] 유지하다, 지키다
姿势	zīshì	[명] 자세, 모양

문법 및 주요 표현

1. 只

부사 '只'는 '단지'라는 뜻으로 범위나 수량을 제한한다.

只做几个动作。
Zhǐ zuò jǐ ge dòngzuò.
몇 개의 동작만을 하였다.

我只会唱一支中国歌。
Wǒ zhǐ huì chàng yì zhī Zhōngguó gē.
나는 중국 노래 한 곡만 할 수 있다.

我今天什么也不想做，只想睡觉。
Wǒ jīntiān shénme yě bù xiǎng zuò, zhǐ xiǎng shuìjiào.
나는 오늘 아무것도 하기 싫고 오직 잠만 자고 싶다.

2. 往

'~쪽으로, ~을 향해'의 의미를 지닌 전지사로 뒤에 방위명사 '前, 后, 左, 右, 上,

下, 东, 西, 南, 北' 등과 함께 쓰여 동작의 방향을 나타낸다.

腰最大限度往前弯。
Yāo zuìdà xiàndù wǎng qián wān.

허리를 최대한 앞으로 숙이세요.

一直往上走就是医院。
Yìzhí wǎng shàng zǒu jiù shì yīyuàn.

위로 계속 가다 보면 병원이 있어요.

在内科对面往右转就是妇产科。
Zài nèikē duìmiàn wǎng yòu zhuǎn jiù shì fùchǎnkē.

내과 맞은편에서 오른쪽으로 돌면 산부인과가 있습니다.

연습문제

1. 다음 어휘들을 정확하게 읽고 발음과 뜻을 적으시오.
(正确朗读下面词汇，填写发音和意思。)

① 站 (,)
② 听 (,)
③ 弯曲 (,)
④ 柔软 (,)
⑤ 膝盖 (,)
⑥ 腰 (,)
⑦ 维持 (,)
⑧ 姿势 (,)

2. 다음 어휘를 어순에 맞게 배열하시오. (按语序排列下面词汇。)

① 柔软性 / 一下 / 测试 / 的 / 你

② 最好 / 姿势 / 维持 / 这个 / 长久

③ 我 / 是 / 这 / 限度 / 做到 / 能 / 最大 / 的

3. 다음 빈칸에 알맞은 말을 적어 넣으시오. (在下面括号内填上适当的词。)

① (　　　) 做几个动作。

② 膝盖不（　　　）弯曲。

③ 能做多少做（　　　）。

④ 请转（　　　）我站好。

4. 다음 문장을 큰 소리로 읽고 뜻을 적어보세요. (朗读下面句子，并写出它的意思。)

① 测试一下

② 测试不好

③ 听我指示

④ 准备好了

⑤ 重新站直

⑥ 不简单呢

⑦ 长久维持

⑧ 我扶你

5. 다음 문장을 모방하여 밑줄 친 어휘를 넣어 말을 만들어보세요.
(模仿下列句子利用画横线的词语造句。)

① 我只会唱一支中国歌。 ______________________

② 一直往上走就是医院。 ______________________

③ 最好长久维持这个姿势。 ______________________

第17课 手术 shǒushù

CASE 16세 남자환자로 방금 맹장수술을 끝내고 병실로 왔다.

护士：捷克，醒了吗？知道我是谁吗？
hùshi　Jiékè, xǐng le ma? Zhīdao wǒ shì shéi ma?

患者：……护士……老师……。
huànzhě　Hùshi　lǎoshī

护士：是。手术顺利。因为是腹部手术，所以动弹或咳嗽的话会疼。
hùshi　Shì. Shǒushù shùnlì. Yīnwèi shì fùbù shǒushù, suǒyǐ dòntan huò késoude huà huì téng.

但也要到走廊走走运动运动，排气以后才可以吃饭。
Dàn yě yào dào zǒuláng zǒuzou yùndòngyundong, páiqì yǐhòu cái kěyǐ chī fàn.

患者：疼得走不动。
huànzhě　Téngde zǒubudòng.

护士：不用马上走，从明天晚上开始走试试。
hùshi　Búyòng mǎshàng zǒu, cóng míngtiān wǎnshang kāishǐ zǒu shìshi.

患者：我懂了。手术结束了可以吃饭吗？
huànzhě　Wǒ dǒng le. Shǒushù jiéshù le kěyǐ chī fàn ma?

护士 : 放屁之前不能吃饭。还有这是自我调整镇痛剂。
hùshi Fàngpì zhī qián bù néng chī fàn. Háiyǒu zhè shì zìwǒ tiáozhěng zhèntòngjì.

按时间下药，但疼得厉害的话按这个按钮的话还会下药。
Àn shíjiān xià yào, dàn téngde lìhaide huà àn zhè ge ànniǔde huà hái huì xià yào.

患者 : 谢谢！不方便的话，我会按按钮的。
huànzhě Xiè xie! Bù fāngbiànde huà, wǒ huì àn ànniǔde.

단어

捷克	jiékè	[명] (인명) 잭(Jack)
醒	xǐng	[동] 잠에서 깨다
知道	zhīdào	[동] 알다, 이해하다
腹部	fùbù	[명] 배, 복부
动弹	dòngtan	[동] 움직이다, 활동하다
咳嗽	késou	[동] 기침하다
走廊	zǒuláng	[명] 복도
运动	yùndòng	[명] 운동
结束	jiéshù	[동] 끝나다, 마치다, 종결하다
放屁	fàngpì	[동] 방귀를 뀌다
自我	zìwǒ	[명] 자아, 자신
调整	tiáozhěng	[동] 조정하다, 조절하다
出院	chūyuàn	[동] 퇴원하다
镇痛剂	zhèntòngjì	[명] 진통제
按时	ànshí	[부] 제때에, 시간에 맞추어

下药	xiàyào	[동] 약을 처방하다, 투약하다
厉害	lìhai	[형] 대단하다, 무섭다, 사납다
按钮	ànniǔ	[명] 버튼, 스위치

문법 및 주요 표현

1. 因为…, 所以~

중국어 복합문에 자주 사용하는 접속사 '因为…, 所以~'의 경우 '因为'가 들어간 앞 절은 '원인'을, '所以'가 들어간 뒷절은 결과를 나타낸다.

因为是腹部手术, 所以动弹或咳嗽的话会疼。
Yīnwèi shì fùbù shǒushù, suǒyǐ dòngtan huò késoude huà huì téng.
복부수술을 했기 때문에, 움직이거나 기침을 하면 통증을 느낄 수 있습니다.

因为他的血压突然升高, 所以今天不能动手术了。
Yīnwèi tāde xuèyā tūrán shēnggāo, suǒyǐ jīntiān bù néng dòng shǒushù le.
그는 혈압이 갑자기 올라서 오늘은 수술을 할 수가 없어요.

결과를 나타내는 문장이 앞절에 올 수도 있고, '因为'나 '所以' 중 하나를 생략할 수도 있다.

他一定会被入取的，因为他的中文说得和中国人一样。
Tā yídìng huì bèi rùqǔde, yīnwèi tāde zhōngwén shuōde hé zhōngguó rén yíyàng.

그는 반드시 채용될 거예요, 왜냐하면 그는 중국사람같이 중국어를 구사하거든요.

她所以能办成这件事，是因为有人在后面帮她。
Tā suǒyǐ néng bànchéng zhè jiàn shì, shì yīnwèi yǒu rén zài hòumiàn bāng tā.

그녀가 이 일을 해결할 수 있는 것은 누군가 뒤에서 그를 도와주기 때문이에요.

他之所以今天没来上班，是因为他早上出交通事故了。
Tā zhī suǒyǐ jīntiān méi lái shàngbān, shì yīnwèi tā zǎoshang chū jiāotōng shìgù le.

그가 오늘 출근하지 못한 이유는 오늘 아침에 교통사고가 났기 때문입니다.

2. 走走 / 运动运动

동사를 중첩하여 동작 행위의 시간이 짧음, 가벼움 또는 시도를 나타낸다. 음절 수와 형태에 따라 중첩 형식에는 차이가 있다.

동사형태	중첩형식	예
단음절 동사(A)	AA, A一A, A了A	走走, 看看, 看一看, 听了听
이음절 동사(AB)	ABAB, AB了AB	运动运动, 休息休息, 研究了研究
이합사(AB)	AAB	洗洗澡, 谈谈话, 算算账

단음절동사의 중첩형식 중간에 '一'를 첨가하여 발생하지 않은 동작의 시간이 짧음을 나타낼 수 있다. 이음절이나 이합사의 중첩형에는 '一'를 부가할 수 없다.

走一走　　运动一运动(×)　→　运动运动

看一看　　休息一休息(×)　→　休息休息

이미 발생한 동작일 경우 동사 사이에 '了'를 넣는다.

听了听　　研究了研究　　聊了聊天

这个菜怎么样，尝一尝就知道了。
Zhè ge cài zěnme yàng, cháng yi cháng jiù zhīdào le.

이 음식이 어떠한지 맛을 보면 바로 알 수 있어요.

他看了看我，就闭上了眼睛。
Tā kàn le kàn wǒ, jiù bìshàng le yǎnjing.

그는 잠깐 나를 보고는 곧 눈을 감았다.

我洗洗衣服，你扫扫地。
Wǒ xǐxi yīfu, nǐ sǎosao dì.

나는 세탁을 할 테니, 너는 바닥을 쓸어라.

일반적으로 이음절동사의 중첩형식은 'ABAB' 형식이나 일부 동사는 각 음절의 동사가 중첩되어 병렬되는 'AABB' 형식으로 쓰여 동작이 여러 번 반복되어 나타남을 표현한다.

马路上车来来往往，川流不息。
Mǎlùshang chē láiláiwǎngwǎng, chuān liú bù xī.

도로 위에 차들이 끊임없이 오고갑니다.

孩子们打打闹闹，玩个不停。
Háizimen dǎdǎnàonào, wán ge bù tíng.

아이들은 시끄럽게 장난치며 쉴 새 없이 논다.

3. 才

'才'는 '就'와 비교되는 부사로 보통 동작의 발생이 늦거나, 느리거나, 순조롭지 않음을 표시한다. '就'는 반대로 동작의 발생이 빠르고, 이르며, 순조로움을 나타낸다.

他十点钟才来学校。
Tā shí diǎnzhōng cái lái Xuéxiào.
그는 열 시에 겨우 학교에 왔다.

他十点钟就来学校了。
Tā shí diǎnzhōng jiù lái Xuéxiào le.
그는 열 시에 학교에 왔다.

때로는 '只有', '要', '因为', '由于', '为了' 등과 어울려 어떤 조건하에서만 비로소 모종의 결과가 출현함을 나타낸다.

(只有)排气以后才可以吃饭。
(Zhǐyǒu) páiqì yǐhòu cái kěyǐ chī fàn.
방귀가 나와야만 밥을 먹을 수 있다.

(因为)她生病了，所以才没出国。
(Yīnwèi) tā shēngbìng le, suǒyǐ cái méi chūguó.
그녀는 아파서 출국을 하지 못했다.

연습문제

1. 다음 어휘들을 정확하게 읽고 발음과 뜻을 적으시오. (正确朗读下面词汇，填写发音和意思。)

① 醒　(　　　,　　　)
② 腹部　(　　　,　　　)
③ 咳嗽　(　　　,　　　)
④ 走廊　(　　　,　　　)
⑤ 放屁　(　　　,　　　)
⑥ 出院　(　　　,　　　)
⑦ 调整　(　　　,　　　)
⑧ 按钮　(　　　,　　　)

2. 다음 어휘를 어순에 맞게 배열하시오. (按语序排列下面词汇。)

① 以后 / 可以 / 才 / 排气 / 吃 / 饭

② 试试 / 明天 / 从 / 开始 / 走 / 晚上

③ 能 / 之前 / 饭 / 放屁 / 吃 / 不

3. **다음 빈칸에 알맞은 말을 적어 넣으시오.** (在下面括号内填上适当的词。)

① 疼(　　)走不动。

② (　　)是腹部手术, (　　)动弹或咳嗽的话会疼。

③ 手术结束了(　　)吃饭吗？

④ 不方便的话, 我(　　) 按按钮的。

4. **다음 문장을 큰 소리로 읽고 뜻을 적어보세요.** (朗读下面句子, 并写出它的意思。)

① 走试试

② 走不动

③ 手术结束

④ 手术顺利

⑤ 自我调整

⑥ 按按钮

⑦ 疼得厉害

⑧ 不方便

第18课 禁食 jìnshí

CASE 내일 오전 10시에 소화계 수술이 있는 환자에게 금식할 것을 교육한다.

护士 ： 史密斯，你知道明早十点有手术吧？
hùshi Shǐmìsī, nǐ zhīdao míngzǎo shí diǎn yǒu shǒushù ba?

患者 ： 知道。听说要禁食，从什么时候开始？
huànzhě Zhīdao. Tīngshuō yào jìnshí, cóng shénme shíhou kāishǐ?

护士 ： 禁食从今天午饭以后。这是灌肠剂。总共4L。
hùshi Jìnshí cóng jīntiān wǔfàn yǐhòu. Zhè shì guànchángjì. Zǒnggòng sì shēng.

一瓶有1L，不出大便了也要都喝掉。
Yì píng yǒu yì shēng, bù chū dàbiàn le yě yào dōu hē diào.

患者 ： 4L都要喝吧？
huànzhě Sì shēng dōu yào hē ba?

护士 ： 是。都喝的话，气味令人恶心，大便也会很不方便。
hùshi Shì. Dōu hē de huà, qìwèi lìng rén ěxīn, dàbiàn yě huì hěn bù fāngbiàn.

但为了预防手术感染还是要清便的，所以请您听从指示。
Dàn wèile yùfáng shǒushù gǎnrǎn háishi yào qīng biàn de, Suǒyǐ qǐng nín tīngcóng zhǐshì.

患者 ： 懂了。试一次吧。
huànzhě　Dǒng le. Shì yí cì ba.

护士 ： 禁食是包括水，烟，口香糖等所有食品。这点也请你注意。
hùshi　Jìnshí shì bāokuò shuǐ, yān, kǒuxiāngtáng děng suǒyǒu shípǐn. Zhè diǎn yě qǐng nǐ zhùyì.

단어

史密斯	shǐmìsī	[명] (인명) 스미스(Smith)
手术	shǒushù	[명, 동] 수술, 수술하다
听说	tīngshuō	[동] 듣자 하니
禁食	jìnshí	[동] 금식하다
灌肠剂	guànchángjì	[명] 관장약
大便	dàbiàn	[명] 대변
喝	hē	[동] 마시다
气味	qìwèi	[명] 냄새
恶心	ěxin	[동] 구역질이 나다
方便	fāngbiàn	[형] 편리하다
预防	yùfáng	[동] 예방하다
指示	zhǐshì	[동] 지시하다
感染	gǎnrǎn	[동] 감염되다
烟	yān	[명] 연기
口香糖	kǒuxiāngtáng	[명] 껌
注意	zhùyì	[동] 주의하다

문법 및 주요 표현

1. 听说

회화에서 자주 사용되는 말로 '듣자니, 들은 바로는 ~라 한다'라는 의미의 동사이다. 보통 문장 앞에 붙여서 전해들은 내용을 말하고자 할 때 사용하는데, 주어 뒤 혹은 문장 속에서도 사용된다.

听说要禁食，从什么时候开始?
Tīngshuō yào jìnshí, cóng shénme shíhou kāishǐ?
듣자 하니 금식을 해야 한다던데, 언제부터 시작하나요?

我听说他已经做了两次检查了。
Wǒ tīngshuō tā yǐjīng zuò le liǎng cì jiǎnchá le.
내가 듣기로 그는 이미 두 번 검사했다고 해요.

这种事我从来没听说过。
Zhè zhǒng shì wǒ cónglái méi tīngshuō guò.
이런 일을 나는 지금까지 들어본 적이 없어요.

2. 掉

동사 뒤에 쓰여 특정된 것이 동작으로 인해 없어져 버린 것을 의미하는 결과보어이다.

不出大便了也要都喝掉。
Bù chū dàbiàn le yě yào dōu hē diào.
변이 나오지 않더라도 모두 마셔버려야 해요.

快点把房子卖掉吧。
Kuài diǎn bǎ fángzi mài diào bā.

빨리 집을 팔아버리세요.

我把不穿的衣服都扔掉了。
Wǒ bǎ bù chuānde yīfu dōu rēng diào le.

나는 안 입는 옷을 모두 내버렸다.

3. 还是

비교하는 과정에서 '그래도, 여전히'라는 의미로 선택에 있어 '还是' 다음에 이어지는 것을 하는 편이 더 낫다는 것을 나타낸다.

但为了预防手术感染还是要清便的。
Dàn wèile yùfáng shǒushù gǎnrǎn háishì yào qīngbiàn de.

그러나 수술 중 감염을 예방하기 위해서는 그래도 관장을 해야 합니다.

这个会议还是你去比较合适。
Zhè ge huìyì háishì nǐ qù bǐjiào héshì.

이 회의는 그래도 당신이 가는 것이 더 적합해요.

你最了解他，还是你去说服他吧。
Nǐ zuì liǎojiě tā, háishì nǐ qù shuōfú tā ba.

당신이 그를 가장 잘 아니 그래도 당신이 그를 설득해주십시오.

연습문제

1. 다음 어휘들을 정확하게 읽고 발음과 뜻을 적으시오.
(正确朗读下面词汇，填写发音和意思。)

① 预防 (,)
② 恶心 (,)
③ 感染 (,)
④ 烟 (,)
⑤ 口香糖 (,)
⑥ 灌肠剂 (,)
⑦ 禁食 (,)
⑧ 手术 (,)

2. 다음 어휘를 어순에 맞게 배열하시오. (按语序排列下面词汇。)

① 气味 / 恶心 / 人 / 令

② 这 / 注意 / 请 / 也 / 你 / 点

③ 禁食 / 以后 / 今天 / 午饭 / 从

3. 다음 빈칸에 알맞은 말을 적어 넣으시오. (在下面括号内填上适当的词。)

① ( )要禁食，从什么时候开始?

② 不出大便了( )要都喝掉。

③ 但( )预防手术感染还是要清便的，( )请您听从指示。

4. 다음 문장을 큰 소리로 읽고 뜻을 적어보세요. (朗读下面句子，并写出它的意思。)

① 午饭以后

② 请你注意

③ 试一次

④ 不方便

⑤ 所有食品

⑥ 令人恶心

⑦ 要都喝掉

⑧ 听从指示

第19课 出院 chūyuàn

CASE 퇴원하는 환자의 퇴원교육을 실시한다.

护士 ： 今天是迪克出院的日子。这是出院时您所需要的材料。
hùshi　Jīntiān shì　Díkè chūyuànde rìzi. Zhè shì chūyuàn shí nín suǒ xūyàode cáiliào.

患者 ： 谢谢。几点可以出院?
huànzhě　Xièxie.　Jǐ diǎn kěyǐ chūyuàn?

护士 ： 现在到1楼交款处可以办手续。交款以后再到病房，
hùshi　Xiànzài dào yī lóu jiāokuǎnchù kěyǐ bàn shǒuxù. Jiāokuǎn yǐhòu zài dào bìngfáng,

我会帮你出院的。
Wǒ huì bāng nǐ chūyuànde.

[수납 후]

患者 ： 到交款处交完款了。行李也准备好了。
huànzhě　Dào jiāokuǎnchù jiāowán kuǎn le. Xínglǐ yě zhǔnbèi hǎo le.

护士 ： 是吗? 这是迪克出院后要吃的药。一个星期的药。
hùshi　Shì ma? Zhè shì Díkè chūyuàn hòu yào chīde yào. Yí ge xīngqīde yào.

一天三次，饭后三十分钟服用。一个星期以后十点
Yì tiān sān cì, fàn hòu sānshí fēnzhōng fúyòng. Yí ge xīngqī yǐhòu shí diǎn

预约了门诊治疗，那时来医院就可以了。
yùyuē le ménzhěn zhìliáo, nà shí lái yīyuàn jiù kěyǐ le.

患者：明白了。住院期间多谢了。再见!
huànzhě Míngbái le. Zhùyuàn qījiān duōxiè le. Zài jiàn!

护士：哪里。再见!
hùshi Nǎli. Zài jiàn!

단어

迪克	díkè	[명] (인명) 딕(Dick)
日子	rìzi	[명] 날, 날짜, 시일
出院	chūyuàn	[동] 퇴원하다
材料	cáiliào	[명] 자료, 데이터
交款	jiāokuǎn	[동] 대금을 지불하다
办	bàn	[동] 처리하다
手续	shǒuxù	[명] 수속, 절차
行李	xíngli	[명] 짐, 여행 짐
服用	fúyòng	[동] 복용하다
预约	yùyuē	[동] 예약하다
门诊	ménzhěn	[명] 외래 진찰
治疗	zhìliáo	[동] 치료하다
那时	nàshí	[명] 그때, 그 당시

문법 및 주요 표현

1. 完

동사 뒤에 쓰여 동사의 완성, 완결이나 소모됨을 나타내는 결과보어이다.

到交款处交完款了。
Dào jiāokuǎnchù jiāo wán kuǎn le.
납부처에서 돈을 다 냈어요.

身体检查完了还做什么?
Shēntǐ jiǎnchá wán le hái zuò shénme?
건강검진이 끝난 다음 또 무엇을 해야 되죠?

牙膏都用完了。
Yágāo dōu yòng wán le.
치약을 모두 다 썼어요.

2. 好

동사 뒤에 놓여 그 동작이 완성되었거나 잘 마무리되었음을 나타내는 결과보어이다.

行李也准备好了。
Xínglǐ yě zhǔnbèi hǎo le.
짐도 다 쌌어요.

你的药已经配制好了。
Nǐ de yào yǐjīng pèizhì hǎo le.

당신 약은 이미 다 제조해 놓았어요.

你手术的日子已经预定好了。
Nǐ shǒushùde rìzi yǐjīng yùdìng hǎo le.

당신의 수술 일정이 이미 정해졌어요.

3. 就

'바로'라는 뜻으로 강조나 긍정의 어투를 나타낸다.

那时来医院就可以了。
Nà shí lái yīyuàn jiù kěyǐ le.

그때 병원에 오면 됩니다.

这儿就是釜山最大的综合医院。
Zhèr jiù shì Fǔshān zuìdàde zōnghé yīyuàn.

이곳이 바로 부산에서 가장 큰 종합병원이다.

好，就这么办!
Hǎo, jiù zhème bàn!

좋습니다, 바로 그렇게 하죠!

연습문제

1. 다음 어휘들을 정확하게 읽고 발음과 뜻을 적으시오.
(正确朗读下面词汇，填写发音和意思。)

① 办 (,)
② 准备 (,)
③ 交款 (,)
④ 出院 (,)
⑤ 手续 (,)
⑥ 服用 (,)
⑦ 预约 (,)
⑧ 治疗 (,)

2. 다음 어휘를 어순에 맞게 배열하시오. (按语序排列下面词汇。)

① 迪克 / 是 / 今天 / 日子 / 的 / 出院

② 这是 / 出院 / 迪克 / 后 / 要 / 药 / 吃的

③ 您 / 出院 / 时 / 这是 / 材料 / 的 / 所需要

3. 다음 빈칸에 알맞은 말을 적어 넣으시오. (在下面括号内填上适当的词。)

① 到交款处交(　　　)款了。

② 那时来医院(　　　)可以了。

③ 交款以后(　　　)到病房。

4. 다음 문장을 큰 소리로 읽고 뜻을 적어보세요. (朗读下面句子，并写出它的意思。)

① 是吗

② 明白了

③ 可以出院

④ 出院的日子

⑤ 住院期间

⑥ 需要的材料

⑦ 预约了门诊

⑧ 一个星期的药

5. 다음 보기에서 알맞은 결과보어를 선택하여 괄호 안에 넣으시오.
(在下面例示中选择适当的结果补语填空。)

보기
完　　好　　紧　　掉　　住　　准

① 准备(　　　)行李

② 喝(　　　)水

③ 交(　　　)款

④ 挡(　　　)眼睛

⑤ 测(　　　)血压

⑥ 攥(　　　)拳头

부록

1. SECTION 3 의료실전 활용편 : 본문 번역

제1과 안내

간호사 : 안녕하세요. 저는 간호사 제인입니다. 무엇을 도와드릴까요?

환　자 : 오늘 처음 방문해서 진료실이 어디인지 모르겠어요.

간호사 : 그러시군요. 접수는 하셨나요?

환　자 : 네. 마크 의사선생님으로 내과 예약했어요.

간호사 : 내과 진료실은 5층에 있습니다. 저기 앞에 있는 엘리베이터를 타고 5층에서 내려 오른쪽으로 가다 보면 외과 진료실이 보일 것입니다. 외과 진료실에서 왼쪽으로 가시면 얼마 안 가서 내과 진료실이 있습니다.

환　자 : 5층 외과 진료실에서 왼쪽으로 가면 되나요?

간호사 : 네.

환　자 : 감사합니다.

제2과 외래진료

간호사 : 어떻게 오셨나요?

환　자 : 코가 막히고 콧물이 나와요. 감기에 걸린 것 같아요.

간호사 : 잠시만 기다려주세요.

[잠시 후]

간호사 : 김민호님, 들어오세요.

환　자 : 네.

의　사 : 감기입니까? 언제부터 증상이 있었나요?

환　자 : 3일 전부터요. 코가 계속 막히고 노란 가래가 나와요.

의　사 : 약을 3일분 처방해드리겠습니다. 물을 많이 마시세요.

환　자 : 네. 감사합니다.

제3과 응급실

간호사 : 매케인님이 피를 토하셨다고 하는데 맞나요?

보호자 : 네. 매케인 씨가 저녁식사를 하고 TV를 보는데 갑자기 메스껍다고 하더니 피를 토했어요.

간호사 : 핏덩어리도 있었나요?

보호자 : 네. 음식과 같이 토했어요.

간호사 : 양은 어땠나요?

보호자 : 두 번 토했는데 종이컵 정도였어요.

간호사 : 위세척을 해서 출혈상태를 살펴보고 차후 검사나 치료를 할 예정입니다.

보호자 : 많이 심각한 건가요?

간호사 : 결과를 보고 말씀드리겠습니다. 너무 걱정하지 않으셔도 될 거예요.

제4과 입원(1)

간호사 : 안녕하세요. 저는 담당간호사 이슬아입니다. 스미스님의 입원기간 동안 도움을 드릴 거예요. 잠시 몇 가지 질문을 해도 되겠습니까?

한　자 : 네.

간호사 : 현재 복용하고 있는 약이 있나요?

환　자 : 아니요. 하지만 비타민은 먹고 있습니다.

간호사 : 이전에 입원이나 수술을 하신 적은 있으신가요?

환 자 : 8년 전에 맹장수술을 했어요.

간호사 : 담배나 술은 하루 어느 정도 하시나요?

환 자 : 담배는 하루 1갑이요. 술은 마시지 않습니다.

간호사 : 직계가족 중 질환을 가지고 있는 분이 계신가요?

환 자 : 아버지께서 고혈압이 있으세요.

간호사 : 저의 질문에 응해주셔서 감사합니다.

제5과 입원(2)

간호사 : 안녕하세요? 저는 담당간호사 이민정입니다.

환 자 : 반갑습니다.

간호사 : 도움이 필요하거나 간호사를 호출할 때 침대 머리맡에 있는 호출버튼을 눌러주세요. 호출버튼을 누르면 제가 가지고 있는 호출기에 알람이 울리게 됩니다. 알람이 울리면 제가 곧바로 올 것입니다. 그럼 편안히 쉬세요.

제6과 X-ray검사

간호사 : 현재 다리 골절이 의심되어 X-ray를 촬영해야 합니다. 혹시 임신가능성이 있습니까?

환 자 : 아니요. 임신가능성은 없습니다.

간호사 : 액세서리나 속옷을 다 벗고 검사복으로 갈아입은 다음 X-ray 촬영을 할 것입니다.

환 자 : 다리가 너무 아픈데 검사실까지 어떻게 가나요?

간호사 : 침대로 이동할 것입니다.

보호자 : 결과는 언제 나오나요?

간호사 : X-ray 결과는 바로 나옵니다. 결과가 나오면 곧바로 알려드리겠습니다.

[검사결과가 나온 후]

의 사 : 오른쪽 다리에 약간의 단순골절이 있네요. 깁스만 하시면 됩니다.

환 자 : 깁스를 하는 동안 보행은 어떻게 하나요?

의 사 : 깁스를 하고 있는 동안은 목발을 이용하여 보행하시면 됩니다.

제7과 CT검사

간호사 : 이 동의서는 정맥으로 조영제를 주사해도 된다는 허가에 동의하는 것입니다.

환 자 : 무슨 뜻인가요?

간호사 : CT를 촬영하기 전에 정맥으로 요오드를 주사할 수 있게 허가를 받기 위한 것입니다. 조영제는 몸속에 퍼져 여러 내부기관이 잘 보이도록 도와줍니다.

환 자 : 알겠습니다. 부작용이 있나요?

간호사 : 네, 부작용이 있습니다. 메스꺼움이나 구토증상을 느낄 수 있고, 임산부는 의사나 방사선 직원에게 임신여부를 알려야 합니다.

환 자 : 알겠습니다. 저는 임신은 하지 않았습니다.

간호사 : 해조류에 알레르기가 있으신가요?

환 자 : 아니오.

간호사 : 이 검사에 동의하시면, 동의란에 서명을 하세요. 거절하시면 검사를 할 수 없습니다.

제8과 위내시경검사

간호사 : 제임스님, 들어오세요.

환 자 : 안녕하세요.

간호사 : 안녕하세요. 제임스님은 대장내시경검사를 할 것입니다.

환　자 : 검사를 하는 과정에 통증이 있나요?

간호사 : 네, 가스를 대장에 주입시키는 과정에서 통증과 불편함을 느끼실 겁니다.

환　자 : 너무 통증이 심하지 않았으면 좋겠습니다.

간호사 : 긴장을 푸시고 침대 위에 왼쪽으로 돌아 누우세요. 그리고 오른쪽 다리를 구부려서 무릎을 배 쪽으로 올리세요.

환　자 : 네. 이렇게요?

간호사 : 네, 됐습니다. 검사 시작하겠습니다.

제9과 혈압검사

간호사 : 안녕하세요. 벅스님의 혈압과 체온, 맥박을 측정하러 왔습니다.

환　자 : 네. 안녕하세요. 조금 전에도 쟀는데 또 측정하나요?

간호사 : 하루에 3번 측정을 합니다. 이것은 벅스님의 신체상태를 체크하기 위해서입니다.

환　자 : 그렇군요. 왼팔에 측정해주세요.

간호사 : 네. 알겠습니다. 측정 중에는 말하시거나 움직이지 마세요.
혈압은 110/70mmHg입니다. 맥박은 70회입니다.
체온을 측정할 것입니다. 왼팔을 조금 들어주세요. 됐습니다.
왼손으로 오른쪽 어깨를 잡아주세요. 체온은 37.6도입니다.

환　자 : 열이 안 떨어지네요. 어제 주신 해열제는 다 복용했습니다.

간호사 : 그렇군요. 필요할 때 드실 수 있는 약을 더 드리겠습니다.

제10과 혈당검사

간호사 : 안녕하세요. 저는 간호사 백장미입니다. 환자분 성함이 어떻게 되시나요?

환　자 : 프랭크입니다.

간호사 : 프랭크님의 혈당검사를 실시할 것입니다.

환　자 : 오. 또 검사하러 오셨군요. 아프지 않게 해주세요.

간호사 : 저는 항상 아프지 않게 하려고 노력을 한답니다. 아침식사 후에 드신 음식 있나요?

환　자 : 없습니다.

[혈당측정 후]

간호사 : 혈당이 225입니다. 정말 드신 것 없으세요?

환　자 : 방금 전에 귤이랑 포도를 조금 먹긴 했는데…

간호사 : 과일은 많이 드시면 혈당이 올라가서 당뇨가 잘 조절되지 않습니다. 귤 한 개나 포도 반 송이 정도가 적당합니다.

제11과 투약

간호사 : 안녕하세요. 저는 간호사 이주희입니다. 마이클이 입원해 있는 동안 복용해야 될 약입니다.

환　자 : 하루에 몇 번 이 약들을 먹나요?

간호사 : 하루에 3번, 식후 30분 안에 먹으면 됩니다.

환　자 : 언제 약 먹는 것을 중단하나요?

간호사 : 따로 지시가 없다면 처방약을 다 복용하셔야 합니다.

환　자 : 증상이 없어도 계속 복용해야 하나요?

간호사 : 증상이 사라져도 처방약을 다 드시길 권장합니다.

환　자 : 약을 먹는 데 주의사항이 있나요?

간호사 : 네, 약을 먹는 동안 고기는 금해야 합니다.

제12과 투약설명

간호사 : 제니퍼님, 수술 후 투여할 약이 두 가지 있습니다. 하나는 안약이고 다른 하나는 알약입니다.

환　자 : 두 개를 같은 시간에 투여하면 되나요?

간호사 : 아니요. 안약은 아침에 한 번, 자기 전에 한 번, 하루에 두 번 투여하면 됩니다. 알약은 하루 3번 식전에 복용하시면 됩니다.

환　자 : 네. 약 복용 시 주의사항은 없나요?

간호사 : 적어도 2달 동안 금주, 금연하셔야 됩니다. 그리고 눈을 심하게 비비는 행동은 하면 안됩니다. 다음 진료는 언제로 예약하시겠습니까?

환　자 : 다음달 13일 오후 3시에 가능한가요?

간호사 : 네. 됩니다. 다음달 13일 오후 3시로 예약됐습니다. 다음 진료 때 뵙겠습니다.

환　자 : 네. 안녕히 계세요.

제13과 주사

환　자 : 수술한 부위가 너무 아파요. 진통제 좀 주세요.

간호사 : 통증을 숫자로 나타낸다면 1에서 10까지 숫자 중 어디에 해당하시나요?

환　자 : 8이요. 쑤시듯이 너무 아파요.

간호사 : 이 선생님께 말씀드리겠습니다.

[Dr. Lee와 상담 후]

간호사 : 이 선생님께서 진통제를 처방하셨습니다. 엉덩이에 근육주사를 놓으려고 하니 엎드려주세요.

환　자 : 알겠습니다. 어느 정도 있어야 효과를 보나요?

간호사 : 1시간 정도는 기다리셔야 합니다. 주사 맞은 부위를 잘 마사지해주세요.

[잠시 후]

간호사 : 존, 지금은 통증이 1에서 10 중 어디에 해당하시나요?

환　자 : 지금은 3 정도요. 아까보다 덜 아프네요.

第14과 정맥주사

간호사 : 스미스님, 현재 탈수증상이 있어 정맥주사를 투여할 것입니다. 오른팔 소매를 걷어주세요.

환 자 : 왼쪽 팔에 해주시면 안되나요?

간호사 : 네. 왼쪽팔의 소매를 걷어주세요. 팔 위쪽에 고무줄로 묶습니다. 주먹을 쥐었다 폈다 3번 하시고 마지막에는 꼭 쥐고 계세요. 됐습니다. 잠시 따끔함을 느낄 것입니다.

환 자 : 따끔하네요.

간호사 : 수액은 잘 들어갑니다. 주사부위가 붓거나 간지럽거나 발진이 있으면 즉시 저에게 말해주시면 됩니다. 이후 다른 처방이 없으면 주사를 제거할 것입니다.

환 자 : 샤워는 해도 되나요?

간호사 : 주사 맞은 부위에 물이 닿지 않는 한 가능합니다.

第15과 시력검사

간호사 : 안녕하세요. 무엇을 도와드릴까요?

환 자 : 어제부터 눈이 충혈되고 가려워요.

간호사 : 눈곱이 있었나요?

환 자 : 네. 아침에 일어났을 때요.

간호사 : 우선 시력검사부터 하겠습니다. 초록색 선에 서주세요.

환 자 : 좋아요.

간호사 : 가리개로 양 눈을 번갈아가며 가려보세요. 오른쪽부터요. 그리고 앞의 글자들 중 제가 가리키는 것을 읽어보세요. 이것은요?

환 자 : 7이요.

간호사 : 이것은요?

환　자 : 음. 3? 8? 잘 모르겠네요.

간호사 : 네, 그럼 왼쪽 눈을 가리고 방금 전과 같이 할 거예요.

第16과 건강검진

간호사 : 제인님, 일어서주세요. 유연성을 테스트하겠습니다.

환　자 : 저는 이 테스트를 잘 못 해요.

간호사 : 곧 끝나요. 저의 지시사항을 따라주세요. 몇 가지 동작만 할 거예요.

환　자 : 네, 준비됐어요.

간호사 : 저를 볼 수 있도록 몸을 돌려주시고 다리를 붙여서 똑바로 서세요. 이제 무릎을 구부리지 마시고 허리를 최대한 앞으로 굽혀주세요.

환　자 : 쉽지 않네요. 이게 제가 할 수 있는 최대예요.

간호사 : 좋습니다. 다시 바로 서보세요. 이번엔 손을 허리에 대고 한 발로 서세요.

환　자 : …….

간호사 : 네, 이제 눈을 감으시고 가능한 오래 그 자세를 유지하세요.

환　자 : 넘어질 것 같은데요.

간호사 : 넘어지면 제가 잡아드리겠습니다. 할 수 있는 만큼 해보세요.

第17과 수술

간호사 : 잭, 정신이 드니? 내가 누군지 알아보겠어?

환　자 : 간호사… 선생님이요…

간호사 : 그래. 수술은 잘 끝났단다. 배 수술을 해서 움직이거나 기침을 하면 아플 거야. 그래도 복도를 걸으면서 운동을 해야 가스가 나와서 식사를 할 수 있단다.

환　자 : 아파서 걷지 못하겠어요.

간호사 : 지금 당장이 아니라 내일 저녁부터 걷도록 노력해보렴.

환　자 : 네, 알겠어요. 수술이 끝났으니 저녁은 먹어도 되죠?

간호사 : 방귀가 나올 때까지는 음식을 먹을 수 없단다. 그리고 이건 자가조절진통제란다. 시간에 맞춰 진통제가 투여되지만, 심하게 많이 아프면 이 버튼을 누르면 약이 투여된단다.

환　자 : 감사합니다. 불편한 것이 있으면 호출버튼을 누를게요.

第18과 금식

간호사 : 스미스님, 내일 오전 10시에 수술이 있는 것을 알고 계신가요?

환　자 : 네, 알고 있습니다. 금식을 해야 된다고 들었는데 언제부터 해야 하나요?

간호사 : 금식은 오늘 점심을 드신 후부터 하셔야 합니다. 그리고 이것은 관장약입니다. 총 4ℓ입니다. 한 병에 1ℓ씩 들어 있고 대변이 나오지 않더라도 전부 다 마셔야 합니다.

환　자 : 4ℓ를 다 마신다는 거죠?

간호사 : 네, 그렇습니다. 다 마시기엔 냄새도 역하고 변을 보는 것도 힘드실 겁니다. 그래도 수술 중 감염을 예방하기 위해 변을 비우는 것이니 지시에 잘 따라주시기 바랍니다.

환　자 : 알겠습니다. 한번 해보도록 하죠.

간호사 : 금식은 물, 담배, 껌을 포함한 모든 것을 먹지 않는 것입니다. 이 점도 유의하시기 바랍니다.

第19과 퇴원

간호사 : 오늘 딕이 퇴원하는 날이에요. 이건 퇴원 시 필요하다고 요청했던 서류입니다.

환　자 : 네, 감사합니다. 몇 시에 퇴원할 수 있나요?

간호사 : 지금 1층 원무과에 가서 수납하시면 됩니다. 수납하고 다시 병실로 오시

면 퇴원을 도와드리겠습니다.

[수납 후]

환　자 : 원무과에 가서 수납을 하고 왔습니다. 짐도 다 챙겼어요.

간호사 : 그렇군요. 이건 댁이 퇴원 후 복용해야 하는 약입니다. 일주일 분의 약이고 하루 3번 식후 30분 안에 복용하시면 됩니다. 그리고 일주일 뒤 오전 10시에 외래진료가 예약되어 있으니 그때 병원으로 오시면 됩니다.

환　자 : 알겠습니다. 입원기간 동안 감사했습니다. 안녕히 계세요.

간호사 : 네, 안녕히 가세요.

2. 단어 색인

饭前 fànqián [명] 식전, 밥 먹기 전 / 122
腹部 fùbù [명] 배, 복부 / 98, 157
弗兰克 fúlánkè [명] (인명) 프랭크(Frank) / 110
服用 fúyòng [동] (약이나 보신제를) 먹다, 복용하다 / 73
副作用 fùzuòyòng [명] 부작용 / 92

[G]
赶 gǎn [동] 서두르다, 뒤쫓다 / 79
感觉 gǎnjué [동] 느끼다, 생각하다 / 98
感冒 gǎnmào [명] 감기, [동] 감기에 걸리다 / 58
感染 gǎnrǎn [동] 감염되다 / 165
高血压 gāoxiěyā [명] 고혈압 / 73
各种 gèzhǒng [형] 각종의, 갖가지의 / 92
挂号 guàhào [동] 등록하다, 접수시키다 / 50
拐杖 guǎizhàng [명] 목발 / 86
灌肠剂 guànchángjì [명] 관장약 / 165
过程 guòchéng [명] 과정 / 98
骨折 gǔzhé [동] 골절되다 / 86

[H]
好像 hǎoxiàng [부] 마치 ~와 같다 / 58
喝 hē [동] 마시다 / 165
合作 hézuò [동] 합작하다 / 73
怀疑 huáiyí [동] 의심하다 / 85
怀孕 huáiyùn [동] 임신하다 / 86
黄 huáng [형] 노랗다 / 58
患者 huànzhě [명] 환자, 병자 / 73, 110
或许 huòxǔ [부] 아마도 / 85
护士 hùshi [명] 간호사 / 50

[J]
简 jiǎn [명] (인명) 제인(Jane) / 50, 151
检查 jiǎnchá [동] 검사하다, 점검하다 / 65, 85
减轻 jiǎnqīng [동] (수량, 중량이) 감소하다 / 110
见效 jiànxiào [동] 효과를 보다 / 127
结果 jiéguǒ [명] 결과, 성과 / 65, 85
竭尽全力 jiéjìnquánlì [成] 혼신의 힘을 다하다 / 110
捷克 jiékè [명] (인명) 잭(Jack) / 157
结束 jiéshù [동] 끝나다, 마치다, 종결하다 / 157
进 jìn [동] (밖에서 안으로) 들다 / 58
经历 jīnglì [동] 몸소 겪다, 체험하다 / 73
静脉 jìngmài [명] 정맥 / 92, 135
禁食 jìnshí [동] 금식하다 / 165
进行 jìnxíng [동] 앞으로 나아가다, 진행하다 / 65
紧张 jǐnzhāng [형] 긴장하다, 불안하다 / 98
禁止 jìnzhǐ [동] 금지하다 / 116, 122
继续 jìxù [명][동] 계속(하다) / 116
桔子 júzi [명] 귤 / 110

[K]
开 kāi [동] 열다, 틀다, 켜다 / 127
开药 kāi yào [동] 약을 처방하다 / 58
咳嗽 késou [동] 기침하다 / 157
口香糖 kǒuxiāngtáng [명] 껌 / 165
扩散 kuòsàn [동] 퍼뜨리다, 확산하다 / 92

[L]
阑尾 lánwěi [명] 맹장 / 73
厉害 lìhai [형] 대단하다, 무섭다, 사납다 / 158
立即 lìjí [부] 곧, 즉시 / 79
另外 lìngwài [부] 그 밖에 / 116
流鼻涕 liú bítì [동] 콧물이 흐르다 / 58
李株熙 lǐzhūxī [명] (인명) 이주희 / 116
轮换 lúnhuàn [동] 교대로 ~하다 / 114
绿线 lǜxiàn [명] 그린라인 / 114

[M]
脉搏 màibó [명] 맥박 / 104
迈克尔 màikèěr [명] (인명) 마이클(Michael) / 116

[N]
内科 nèikē [명] 내과 / 50
内衣 nèiyī [명] 속옷 / 85
念 niàn [동] 읽다 / 114

[P]
爬 pá [동] 기어가다, 오르다 / 127
拍 pāi [동] (사진을) 찍다 / 85
皮筋 píjīn [명] 고무줄, 고무밴드 / 135
葡萄 pútáo [명] 포도 / 110

[Q]
卡 qiǎ [동] (손가락으로) 꼬집다, 끊다 / 151
器官 qìguān [명] 기관 / 92
期间 qījiān [명] 기간, 시간 / 73
清楚 qīngchu [형] 분명하다, 뚜렷하다 / 92
轻度 qīngdù [형] 적은, 미미한, 약한 / 85
气味 qìwèi [명] 냄새 / 165
拳头 quántóu [명] 주먹 / 135

[R]
然后 ránhòu [접] 그런 후에 / 65
揉 róu [동] (손으로) 비비다, 문지르다 / 122
肉 ròu [명] (동물의) 고기, (사람의) 살 / 116
柔软 róuruǎn [형] 유연하다, 부드럽다 / 151
如果 rúguǒ [접] 만약 / 127

[S]
瘙痒 sàoyǎng [동] (피부가) 가렵다 / 136
上部 shàngbù [명] 상부 / 135
烧 shāo [동] 열이 나다 / 104
稍等 shāoděng [동] 잠깐 기다리다 / 58
什么时候 shénme shíhòu [대] 언제 / 58
摄像 shèxiàng [동] 촬영하다, 녹화하다 / 92
摄影 shèyǐng [동] 사진을 찍다 / 85
视力 shìlì [명] 시력 / 114
史密斯 shǐmìsī [명] (인명) 스미스(Smith) / 165
食物 shíwù [명] 음식물 / 65
事项 shìxiàng [명] 사항 / 116
手术 shǒushù [명] [동] 수술, 수술하다 / 73, 165
舒服 shūfu [형] (몸, 마음이) 편안하다 / 58
松 sōng [형] 느슨하다 / 135

[T]
抬 tái [동] 들어올리다, 들다 / 104
痰 tán [명] 가래 / 58
躺 tǎng [동] 눕다 / 98
疼 téng [형] 아프다 / 85
疼痛 téngtòng [형] 아프다 / 98, 110
调整 tiáozhěng [동] 조정하다, 조절하다 / 110, 157
贴 tiē [동] 붙이다 / 151
听 tīng [동] 듣다 / 151
听说 tīngshuō [동] 듣자 하니 / 165
停止 tíngzhǐ [동] 멈추다, 중지하다 / 116
体温 tǐwēn [명] 체온 / 104
同意书 tóngyìshū [명] 동의서 / 92
痛症 tòngzhèng [명] 통증 / 127
通知 tōngzhī [동] 통지하다, 알리다 / 85
吐血 tù xiě [동] 피를 토하다 / 65
吐 tǔ / tù [동] 토하다, 게우다 / 58
腿 tuǐ [명] 다리 / 151
退烧药 tuìshāoyào [명] 해열제 / 104
臀部 túnbù [명] 둔부, 엉덩이 / 127
脱 tuō [동] (옷을) 벗다 / 85
脱水 tuōshuǐ [동] 탈수되다 / 135

突然 tūrán [부] 갑자기, 문득 / 65

[W]
外科 wàikē [명] 외과 / 50
挽 wǎn [동] 걷어 올리다 / 135
晚饭 wǎnfàn [명] 저녁밥 / 65
弯曲 wānqū [동] 구부리다, 휘다 / 98, 151
丸药 wányào [명] 알약 / 122
瓦斯 wǎsī [명] 기체, 가스 / 98
维持 wéichí [동] 유지하다, 지키다 / 152
胃镜 wèijìng [명] 위 내시경 / 98
维生素 wéishēngsù [명] 비타민 / 73
问题 wèntí [명] 문제 / 73

[X]
限度 xiàndù [명] 한계, 한도 / 151
向 xiàng [전] ~을 향하여 / 50
现象 xiànxiàng [명] 현상 / 135
下药 xiàyào [동] 약을 처방하다, 투약하다 / 158
血 xiě [명] 피 / 65
协助 xiézhù [동] 협조하다, 거들어주다 / 73
膝盖 xīgài [명] 무릎 / 151
醒 xǐng [동] 잠에서 깨다 / 157
信号 xìnhào [명] 신호, 사인 / 79
希望 xīwàng [명] 희망, 소원, 바람 / 116
血糖 xuètáng [명] 혈당 / 110
血压 xuèyā [명] 혈압 / 104
许可 xǔkě [동] 허가하다 / 92
需要 xūyào [동] 필요하다 / 50

[Y]
烟 yān [명] 연기 / 165
眼眵 yǎnchī [명] 눈곱 / 114
眼睛 yǎnjing [명] 눈 / 114, 122
烟酒 yānjiǔ [명] 담배와 술 / 73
眼罩 yǎnzhào [명] 안대 / 114
腰 yāo [명] 허리 / 151
移动 yídòng [동] 옮기다, 움직이다 / 85
一起 yìqǐ [부] 같이, 더불어 / 65
衣袖 yīxiù [명] 소매 / 135
臃肿 yōngzhǒng [형] 지나치게 방대하다 / 135
右 yòu [명] 우측, 오른쪽 / 50
右腿 yòutuǐ [명] 오른쪽 다리 / 98
远 yuǎn [형] (공간적, 시간적으로) 멀다 / 50
预定 yùdìng [동] 예약하다 / 50
预防 yùfáng [동] 예방하다 / 165
运动 yùndòng [명] 운동 / 157

[Z]
早餐 zǎocān [명] 아침밥 / 110
造影剂 zàoyǐngjì [명] 조영제 / 92
扎 zhā [동] (뾰족한 물건으로) 찌르다 / 135
摘 zhāi [동] 벗다, 따다 / 85
站 zhàn [동] 서다, 멈추다 / 151
沾 zhān [동] 젖다, (액체가) 스며들다 / 136
詹姆斯 Zhānmǔsī [명] (인명) 제임스(James) / 98
詹尼弗 zhānnífú [명] (인명) 제니퍼(Jenifer) / 122
遮盖 zhēgài [동] 덮다, 가리다, 씌우다 / 114
症状 zhèngzhuàng [명] 증상, 증후 / 58
诊疗 zhěnliáo [동] 진료하다 / 122
诊室 zhěnshì [명] 진료실 / 50
镇痛剂 zhèntòngjì [명] 진통제 / 157
阵痛药 zhèntòngyào [명] 진통제 / 127
只 zhǐ [부] 단지, 다만 / 151
知道 zhīdào [동] 알다, 이해하다 / 157
治疗 zhìliáo [동] 치료하다 / 65
至少 zhìshǎo [부] 적어도, 최소한 / 122
指示 zhǐshì [동] 가리키다, 지시하다 / 116
指示 zhǐshì [동] 지시하다 / 165

저자소개

김명자

중국 흑룡강대학교 중어중문과 문학학사

중국 흑룡강대학교 중어중문과 문학석사

부산대학교 중어중문과 문학박사

동아대학교/ 부산대학교/ 부산외국어대학교 중어중문학과 강사

현) 동의과학대학교 국제관광계열 관광중국어전공 교수

〈저서〉

씽씽 중국어회화(형설출판사, 2005)

씽씽 중국어독해(정진출판사, 2007)

씽씽 중국어 입문(형설출판사, 2008)

HSK 한권이면 끝 4급(동양북스, 2012)

씽씽 관광중국어(형설출판사, 2013)

이상주

부산대학교 간호학 석사, 박사

동의의료원 국제진료센터 수간호사

현) 동의과학대학교 간호학과 조교수

의료관광중국어(상)

2015년 2월 15일 초판 1쇄 인쇄
2015년 2월 20일 초판 1쇄 발행

지은이 김명자 · 이상주
펴낸이 진욱상 · 진성원
펴낸곳 백산출판사
교 정 성인숙
본문디자인 오행복
표지디자인 오정은

등 록 1974년 1월 9일 제1-72호
주 소 서울시 성북구 정릉로 157(백산빌딩 4층)
전 화 02-914-1621/02-917-6240
팩 스 02-912-4438
이메일 editbsp@naver.com
홈페이지 www.ibaeksan.kr

ISBN 979-11-5763-035-6
값 18,000원